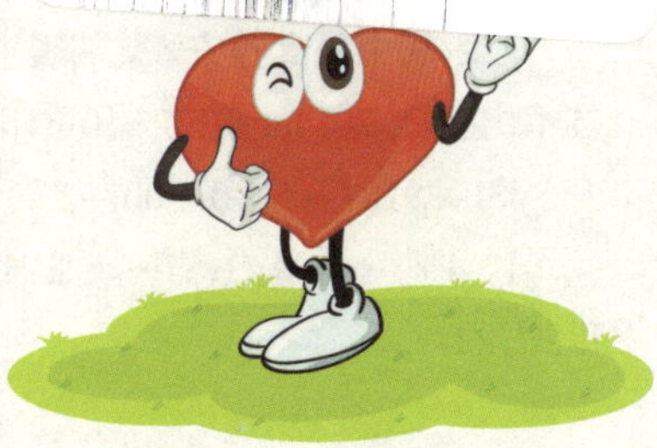

心脏病中医食养方

主 编 柴瑞震

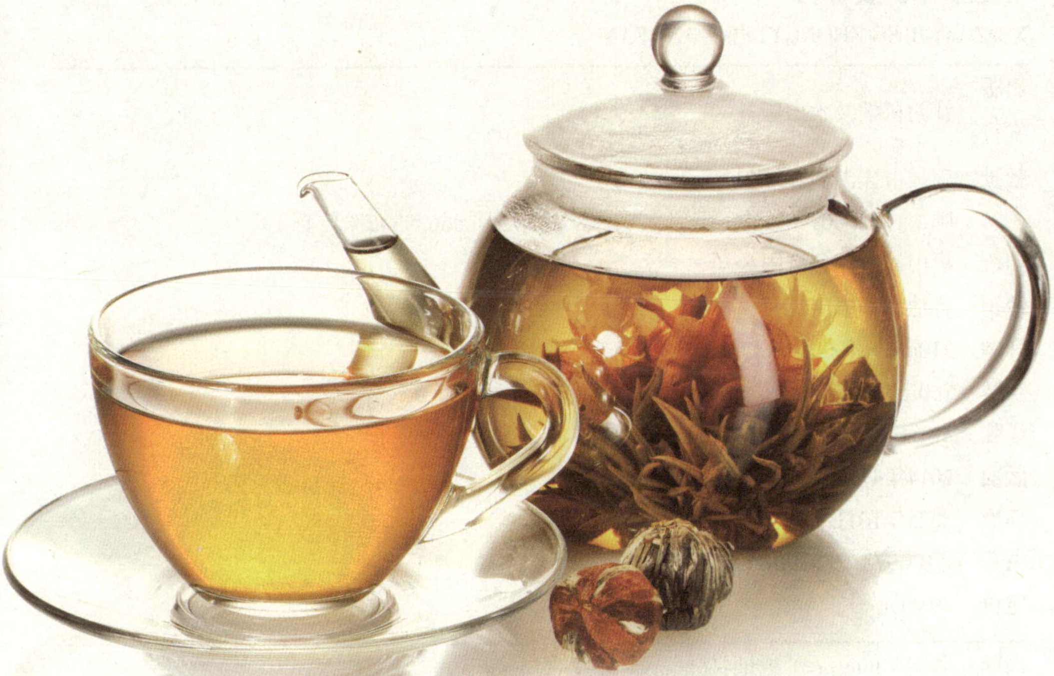

江西科学技术出版社

图书在版编目（CIP）数据

心脏病中医食养方 / 柴瑞震主编. -- 南昌：江西科学技术出版社，2014.4（2025.10重印）

ISBN 978-7-5390-5007-2

Ⅰ.①心… Ⅱ.①柴… Ⅲ.①心脏病—食物疗法 Ⅳ.①R247.1

中国版本图书馆CIP数据核字（2014）第045281号

心脏病中医食养方
XINZANGBING ZHONGYI SHIYANGFANG

柴瑞震　主编

出版发行	江西科学技术出版社
社址	南昌市蓼洲街2号附1号
	邮编：330009　电话：（0791）86623491　86639342（传真）
印刷	唐山楠萍印务有限公司
经销	各地新华书店
开本	710mm×1000mm　1/16
字数	160千字
印张	8
版次	2014年4月第1版
印次	2025年10月第4次印刷
书号	ISBN 978-7-5390-5007-2
定价	49.00元

国际互联网（Internet）地址：http://www.jxkjcbs.com

选题序号：KX2014019　　　　赣版权登字：-03-2014-60

责任编辑：周楚倩　宋　涛　　　装帧设计：春浅浅

版权所有　侵权必究

（赣科版图书凡属印装错误，可向承印厂调换）

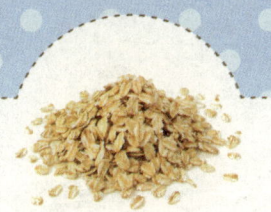
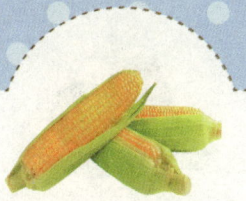
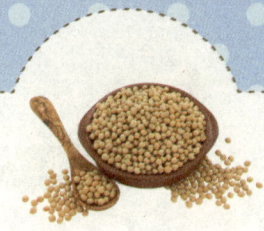

Contents 目录

Part 1 | 先天性心脏病与后天性心脏病

先天性心脏病

先天性心脏病的病因..................012
先天性心脏病的种类..................012

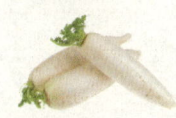

后天性心脏病

后天性心脏病的病因..................013
后天性心脏病的种类..................014
后天性心脏病的早期症状..............015
诱发后天性心脏病的因素..............016

Part 2 | 冠状动脉粥样硬化性心脏病

冠心病的基础知识

症状................................018
急救................................018
病因................................019
类型................................019

冠心病患者宜吃食物

燕麦................................020
燕麦小米豆浆........................020
红豆腰果燕麦粥......................020
荞麦................................021
荞麦凉面............................021

竹叶荞麦绿豆粥......................021
红薯................................022
红薯炖猪排..........................022
玉米红薯粥..........................022
玉米................................023
苹果玉米粥..........................023
玉米腰果火腿丁......................023
白菜................................024
白菜冬瓜汤..........................024
白菜梗拌胡萝卜丝....................024
胡萝卜..............................025
胡萝卜炒杏鲍菇......................025
胡萝卜玉米牛蒡汤....................025
山药................................026

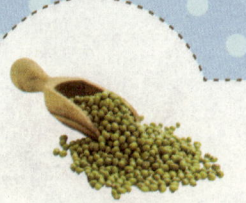
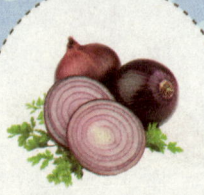
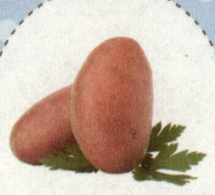

山药枸杞粥	026	鸡肉拌南瓜	031
山药胡萝卜鸡翅汤	026	**鲫鱼**	**032**
马齿苋	**027**	牛奶鲫鱼汤	032
凉拌马齿苋	027	山药蒸鲫鱼	032
蒜蓉马齿苋	027	**鲤鱼**	**033**
苹果	**028**	黄芪鲤鱼汤	033
蒸苹果	028	黄花菜木耳炖鲤鱼	033
苹果红薯泥	028	**带鱼**	**034**
香蕉	**029**	芝麻带鱼	034
香蕉泥	029	马蹄木耳煲带鱼	034
苹果梨香蕉粥	029	**甲鱼**	**035**
花生	**030**	人参核桃甲鱼汤	035
枸杞花生粥	030	甲鱼滋阴汤	035
花生莲藕汤	030	**海参**	**036**
鸡肉	**031**	莴笋炒海参	036
五彩鸡肉粒	031	葱爆海参	036

Part 3 | 风湿性心脏病

风湿性心脏病的基础知识

症状	038
急救	038
病因	039
类型	039

风湿性心脏病患者宜吃食物

菠菜	**040**
枸杞拌菠菜	040
菠菜肉末面	040
土豆	**041**
西蓝花土豆泥	041
芝麻土豆丝	041
香蕉	**042**
冰糖蒸香蕉	042
香蕉猕猴桃汁	042

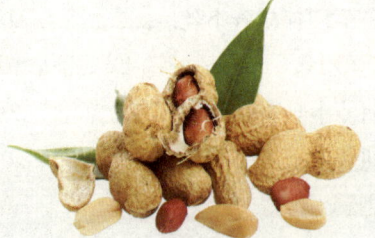

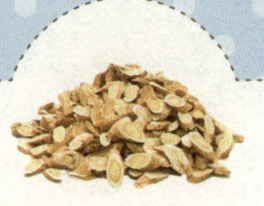
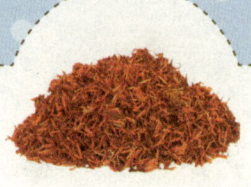
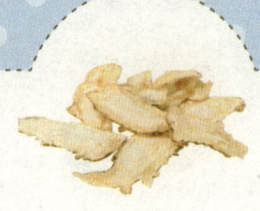

桃子..............043	**鸡肉**..............047
鲜桃汁..............043	爽口鸡肉..............047
燕麦鲜桃酸奶..............043	鸡肉木耳粥..............047
橘子..............044	**鸭肉**..............048
橘子汁..............044	黄豆山药鸭肉汤..............048
橘子豌豆炒玉米..............044	白芍鸭肉烧冬瓜..............048
核桃..............045	**草鱼**..............049
核桃枸杞粥..............045	茶树菇草鱼汤..............049
核桃燕麦豆浆..............045	清蒸冬瓜鱼片..............049
猪瘦肉..............046	**三文鱼**..............050
核桃瘦肉汤..............046	蔬菜三文鱼粥..............050
秋葵炒肉片..............046	三文鱼豆腐汤..............050

Part 4 | 肺源性心脏病

肺源性心脏病的基础知识

症状..............052
急救..............053
病因..............053
类型..............053

肺源性心脏病患者宜吃食物

芥蓝..............054
凉拌芥蓝..............054
姜汁芥蓝烧豆腐..............054
油菜..............055
木耳炒油菜..............055
油菜炒鸡片..............055
白萝卜..............056
蜜蒸白萝卜..............056
白萝卜海带汤..............056
南瓜..............057
南瓜小米糊..............057
西芹炒南瓜..............057
百合..............058
木耳炒百合..............058
百合红枣桂圆茶..............058
梨..............059
川贝百合炖雪梨..............059
雪梨炒鸡片..............059

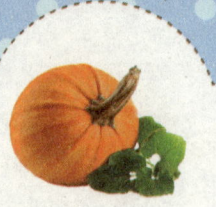

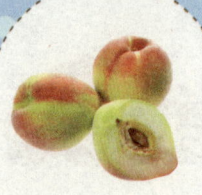

银耳 060
银耳雪梨白萝卜汤 060
番石榴银耳枸杞糖水 060
燕窝 061
燕窝拌金果 061
燕窝贝母梨 061

鸭肉 062
滑炒鸭丝 062
青萝卜陈皮鸭汤 062

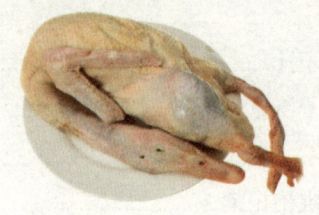

Part 5 心肌炎

心肌炎基础知识

症状 064
急救 064
病因 064
类型 065

心肌炎患者宜吃食物

花菜 066
奶香口蘑烧花菜 066
茄汁烧花菜 066
西红柿 067
西红柿炒洋葱 067
西红柿鸡蛋打卤面 067
空心菜 068
蒜蓉空心菜 068
肉末空心菜 068

芥蓝 069
芥蓝炒冬瓜 069
枸杞拌芥蓝梗 069
冬菇 070
冬菇拌扁豆 070
冬菇炖竹荪 070
橙子 071
酸甜莲藕橙子汁 071
橙子南瓜羹 071
葡萄 072
百合葡萄糖水 072
芹菜葡萄梨子汁 072
荔枝 073
红枣荔枝桂圆糖水 073
原味荔枝汁 073
红枣 074
薏米红枣荷叶粥 074
桂圆酸枣仁红枣饮 074

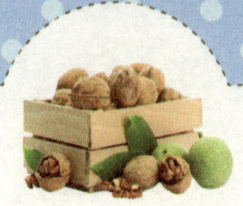
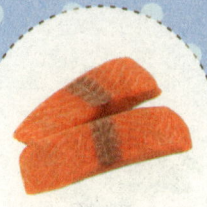

桂圆 075	**鹌鹑蛋** 078
黄芪红枣桂圆甜汤 075	木瓜银耳炖鹌鹑蛋 078
桂圆糙米舒眠粥 075	苋菜豆腐鹌鹑蛋汤 078
绿豆 076	**牛肉** 079
海带绿豆汤 076	小白菜拌牛肉末 079
绿豆薏米饭 076	芸豆平菇牛肉汤 079
鸡蛋 077	**鲫鱼** 080
西葫芦炒鸡蛋 077	鱼丸炖鲜蔬 080
黄花菜鸡蛋汤 077	鲫鱼苦瓜汤 080

Part 6 | 心绞痛

心绞痛基础知识

症状 082
急救 082
病因 082
类型 083

心绞痛患者宜吃食物

燕麦 084
果仁燕麦粥 084
玉竹燕麦粥 084
荞麦 085
荞麦菜卷 085
荞麦猫耳面 085
洋葱 086
西红柿洋葱汤 086
洋葱西红柿鸡排 086
豆芽 087
胡萝卜丝炒豆芽 087
黄豆芽炒莴笋 087
生菜 088
香菇扒生菜 088
炝炒生菜 088
黑木耳 089
彩椒木耳炒百合 089
木耳拌豆角 089
柑橘 090
柑橘香蕉蜂蜜汁 090
柑橘酸奶 090
山楂 091
山楂菊花茶 091
山楂黄精糙米饭 091

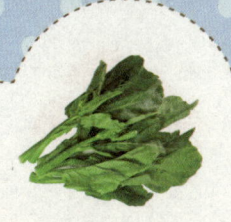
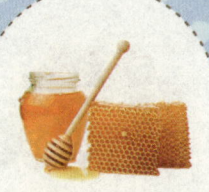
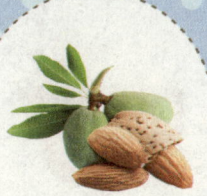

红枣 092	大蒜 094
红枣枸杞米糊 092	黄瓜蒜片 094
红枣酿苦瓜 092	蒜蓉粉丝蒸鲍鱼 094
鲫鱼 093	
黄花菜鲫鱼汤 093	
山药大蒜蒸鲫鱼 093	

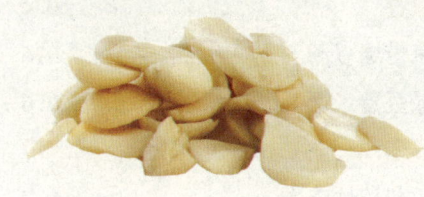

Part 7 | 心力衰竭

心力衰竭基础知识

症状 096
急救 096
病因 096
类型 097

心力衰竭患者宜吃食物

大米 098
香菇大米粥 098
大米百合马蹄豆浆 098
面粉 099
鸡蓉玉米面 099
马蹄胡萝卜饺子 099

小米 100
小米胡萝卜泥 100
小米香豆蛋饼 100
高粱 101
高粱小米豆浆 101
车前子绿豆高粱粥 101
玉米 100
葫芦瓜玉米排骨汤 102
玉米苹果豆浆 102
豆浆 103
荞麦山楂豆浆 103
腰果小米豆浆 103
白菜 104
白菜肉卷 104
虾米白菜豆腐汤 104
油菜 105
猴头菇扒油菜 105
香菇蛋花油菜粥 105
芥菜 106
芥菜瘦肉豆腐汤 106

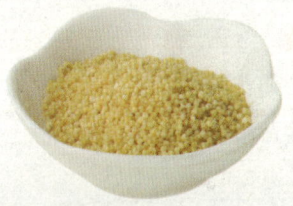

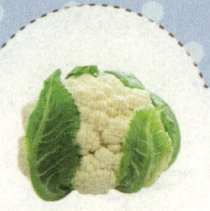
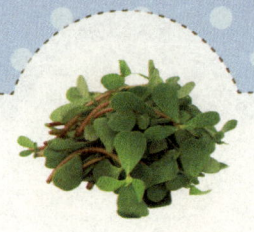
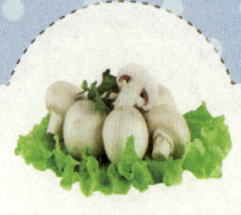

芥菜魔芋汤..................106
蒜薹..................107
蒜薹木耳炒肉丝..................107
蒜薹炒鸭胗..................107
胡萝卜..................108
肉末胡萝卜炒青豆..................108
胡萝卜丝炒豆腐..................108
草莓..................109
草莓酸奶昔..................109
草莓牛奶羹..................109

猪瘦肉..................110
马蹄炒肉片..................110
芦笋瘦肉汤..................110
鸭肉..................111
砂锅鸭肉面..................111
莴笋玉米鸭丁..................111
牛肉..................112
西芹牛肉卷..................112
红花炖牛肉..................112

Part 8 心肌梗死

心肌梗死基础知识

症状..................114
急救..................114
病因..................115
类型..................115

心肌梗死病患者宜吃食物

糙米..................116
糙米花生浆..................116
糙米燕麦饭..................116
小麦..................117
小麦玉米豆浆..................117
小麦红豆玉米粥..................117

豆腐..................118
木耳烩豆腐..................118
葫芦瓜炒豆腐..................118
茼蒿..................119
茼蒿排骨粥..................119
茼蒿炒豆腐..................119
扁豆..................120
扁豆鸡丝..................120
西红柿炒扁豆..................120
蘑菇..................121
蘑菇炖豆腐..................121
芦笋鲜蘑菇炒肉丝..................121
猕猴桃..................122
猕猴桃银耳羹..................122
猕猴桃薏仁粥..................122

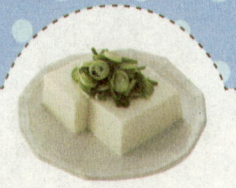

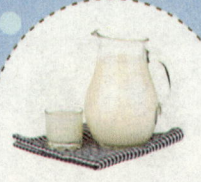

柠檬......123
柠檬蜂蜜茶......123
柠檬芹菜莴笋汁......123
猪瘦肉......124
枸杞熘肉片......124
益母草红枣瘦肉汤......124
核桃......125
核桃杏仁豆浆......125
核桃枸杞肉丁......125
虾米......126
百合虾米炒蚕豆......126
南瓜炒虾米......126
紫菜......127
红烧紫菜豆腐......127
紫菜莴笋鸡蛋汤......127
牛奶......128
牛奶开心果豆浆......128
鹌鹑蛋牛奶......128

Part 1
先天性心脏病与后天性心脏病

心脏病从病理角度分析，主要分为先天性心脏病和后天性心脏病。先天性心脏病和后天性心脏病又包含多种类型。本章主要介绍了先天性心脏病的病因、种类和后天性心脏病的病因、种类、早期症状以及诱发后天性心脏病的因素。只有先在整体上掌握了有关心脏病的知识，才能正确认识和对待自身的疾病，进而更顺利、更坚定地走向健康之路。

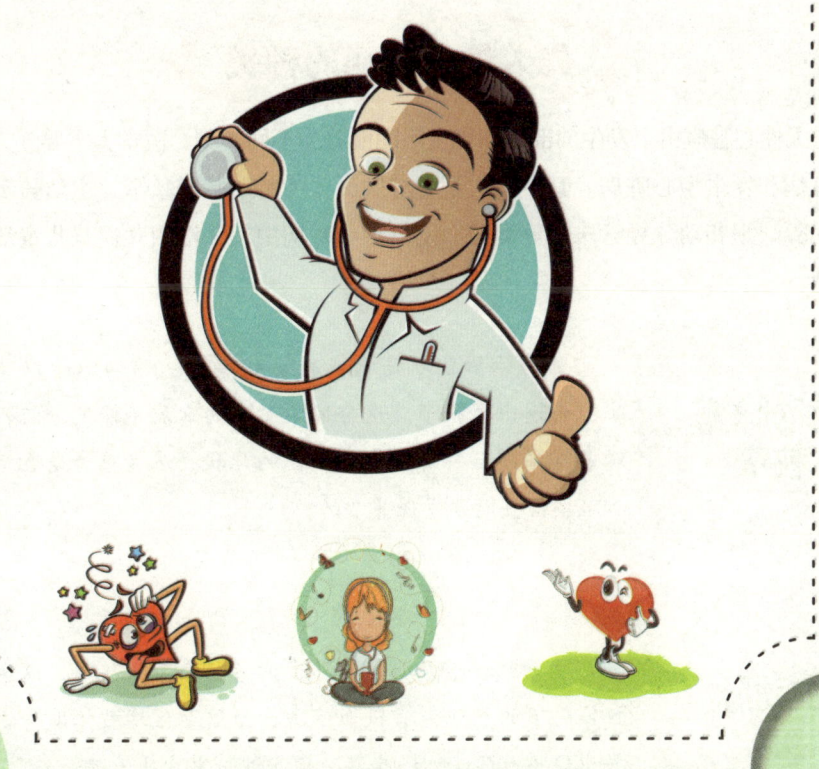

先天性心脏病

先天性心脏病是先天性畸形中最常见的一类，指在胚胎发育过程中心脏及大血管形成障碍或发育异常而引起的解剖结构异常，或出生后本应自动关闭的通道未能闭合的情形。

先天性心脏病的病因

一般认为妊娠早期（5~8周）是胎儿心脏发育最重要的时期，先天性心脏病发病原因多样，遗传因素仅占8%左右，而外界因素则占92%，如妇女妊娠时服用药物、感染病毒、环境污染、射线辐射等都会导致胎儿心脏发育异常。尤其是妊娠早期感染风疹病毒，会使孩子患上先天性心脏病的风险显著增加。

先天性心脏病的种类

先天性心脏病由于发生的部位和程度不同而分为不同类型，医学上主要分为非发绀型心脏病和发绀型心脏病。其中发绀型心脏病又分为肺动脉瓣狭窄、主动脉瓣狭窄、心室间隔缺损和动脉导管未闭等类型。发绀型心脏病中，法洛四联症是儿童常见的一种类型。

肺动脉瓣狭窄

肺动脉瓣狭窄是指在肺动脉瓣口、肺动脉干以及右心室流出道出现狭窄。这会使右心室的血流不能充分流入肺动脉。在早期，患者没有太明显的症状，多数患者是在听诊和心电图检查时才发现异常的。

主动脉狭窄

主动脉狭窄是指主动脉干的某一个节段狭窄，这会导致狭窄之下的组织器官供血不足，使这些区域肢体发育迟缓，并出现高血压。这种疾病必须通过手术才能治疗。

心室间隔缺损

心室间隔缺损是指左右心室的间隔存在小孔，当心脏收缩时，血液会从压力高的左心室逆流入压力低的右心室。如果缺损较大，右心室会因长期负荷而增大，患者可能在中年前后出现心力衰竭，严重者可导致主动脉瓣关闭不全。

动脉导管未闭

正常情况下，婴儿出生后不久，由于肺呼吸开始，肺循环建立，该导管便失去了其原有的作用，开始闭锁，但如果导管没有闭锁，就称为动脉导管未闭。此时主动脉的压力较高，血流方向与胎儿时期相反，主动脉的部分血液逆流入肺动脉。

法洛四联症

法洛四联症属发绀型先天性心脏病，罹患此病的幼儿出生后不久可能会出现颜面绯红、四肢末端发绀，哭闹时更为明显。手指、足趾端呈鼓槌样，发育迟缓，部分患儿步行后会因呼吸困难以及脑缺血而出现蹲坐，甚至发生昏厥。

后天性心脏病

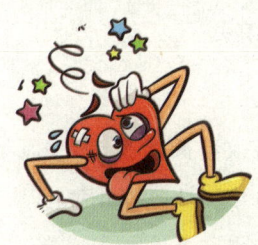

后天性心脏病包括冠心病、肺源性心脏病、高血压性心脏病、病毒性心肌炎、风湿性心脏病、感染性心内膜炎、心包疾病、心脏肿瘤、高原性心脏病等，主要由各种后天因素所致。

后天性心脏病的病因

风湿性心脏病、高血压性心脏病、肺源性心脏病等都属于后天获得性心脏病，发病原因较多，如营养不良、创伤性失血、贫血、心肌疾病、中毒性疾病、结缔组织病等因素均可以引起心功能不良，从而引发心脏病。

后天性心脏病的种类

后天性心脏病是指人出生后罹患的心脏病，主要分为以下几类：冠状动脉粥样硬化性心脏病、风湿性心脏病、肺源性心脏病、心肌炎、心绞痛、心力衰竭、心肌梗死等。

冠状动脉粥样硬化性心脏病

冠状动脉粥样硬化性心脏病简称冠心病，是指供给心脏营养物质的血管——冠状动脉，因发生严重粥样硬化或痉挛，使冠状动脉狭窄或阻塞，以及因血栓形成造成管腔闭塞，导致心肌缺血、缺氧或梗死的一种心脏病。

风湿性心脏病

风湿性心脏病，亦称风湿性心瓣膜病，简称"风心病"，是风湿热引起的慢性心瓣膜病变。风湿热与溶血性链球菌感染有关，是机体被溶血性链球菌感染产生的一种变态反应及自身免疫反应。风湿性心脏病是风湿病症状之一。

肺源性心脏病

肺源性心脏病简称"肺心病"，是由于胸、肺及支气管病变引起的肺动脉高压，最后导致以右心室肥大为特点的一种心脏病。大多数肺心病是由慢性气管炎并发肺气肿发展而来的，少部分病例与支气管哮喘、肺结核有关。

心肌炎

心肌炎泛指心肌中部分或广泛的急性或慢性炎症。常见的病因除风湿热之外，还有各种微生物感染，既可以是微生物直接侵犯，也可以是其毒素损害心肌。近年来，病毒感染引起的心肌炎呈现逐渐增多的趋势。

心绞痛

心绞痛是由冠状动脉供血不足，心肌急剧且短暂的缺血缺氧引起的，以阵发性胸前区压榨闷痛不适为主要表现的临床综合征。该病40岁以上男性最为多见，发病原因主要为冠状动脉粥样硬化。

心力衰竭

心力衰竭是指心脏不能泵出充足血液以满足身体需要，从而引起的症状和体征。许多心脏病，如风湿性心脏病、高血压性心脏病、心肌病和先天性心脏病等，都可引起心力衰竭。心脏以外的疾病，如甲状腺功能亢进、贫血等，亦可引起心力衰竭。

心肌梗死

心肌梗死是指冠状动脉闭塞，血流中断，使部分心肌发生严重持久性缺血，而导致发生局部坏死的一种心脏病。病因主要是冠状动脉粥样硬化并发血管腔内血栓形成、出血或动脉持续性痉挛，使管腔完全闭塞，血流中断。

后天性心脏病的早期症状

心脏病患者是一群特殊的群体，其病的症状及表现多种多样。有些症状是其他疾病可能出现的，有些则是心脏病特有的症状。有些症状可能在心脏病早期就已出现，而有一些则在患者病情加重时才显现。

●呼吸困难

心脏病所造成的呼吸困难或气喘通常发生在运动之后，有些病情较严重的患者可能在夜间出现此种症状。生理学家认为，这种心脏病气喘发作可能是白天积留在下肢的液体，在夜间因为患者平躺而流到肺部，从而压迫肺部引起的。一旦出现此种症状，可采用半坐半躺或端坐的姿势，以此缓解症状。

●咳嗽与咯血

心脏病引起的咳嗽，起初通常是干咳。渐渐会有痰出现，严重的还会带有血丝，这被称为"咯血"。

值得注意的是，并不只有心脏病才会咯血，其他疾病，如高血压等，也会出现此种症状。因此，针对咯血，最重要的是查出病因，再进行对症治疗。

●胸前疼痛和疲惫

胸前疼痛的原因是冠状动脉发生阻塞或硬化，以致无法输送足够的血液到心肌，造成心肌缺血、缺氧和疼痛。疲惫无力的症状在晚上或运动后最为明显，在早晨则不会显现出来，这是与精神抑郁所造成的疲倦相区别的地方。

●心悸

心悸是心脏搏动的不适感觉，由心动过速、心律失常或高动力性循环所引起。出现心悸的原因有很多，患有心脏病、吸烟喝酒、误服药物等都可能引起心悸。因此，如果发现自己出现心悸症状，最好是去看医生，找出原因，对症治疗。

诱发后天性心脏病的因素

不管有没有患心脏病，适当了解心脏病的致病原因，对有效地预防、治疗后天性心脏病均有重要意义。诱发心脏病通常有以下几个因素。

●遗传因素

双亲中有一人患冠心病，其子女患冠心病的概率是双亲正常者的2倍；如果双亲都患有冠心病，其子女的发病率比正常人高5倍；有冠心病家族史者，其发病率比正常人高2~4倍。冠心病属于多基因遗传病，是由遗传因素和出生后的环境因素共同作用决定的。

●精神因素

对于这个因素，有两种截然不同的观点。一种观点认为冠心病与性格、精神因素的关系不大；另一种观点则认为性格易紧张及遇事易兴奋者，其冠心病的发病率比遇事不慌不忙者要高出6倍。调查表明，从事脑力劳动、长期精神紧张、工作压力大的人易患此病。

●年龄因素

冠心病患者以40岁以上者居多。中医学认为，人的一生大致以40岁为分界线，40岁以后，人体功能就开始明显下降了，因此，中年以后是冠心病的高发期。

●病理因素

追溯心脏病的发病史，很多患者并不是一开始就患了心脏病，而是先有了其他疾病，如高血压、高脂血症等，才导致了心脏病。

Part 2
冠状动脉粥样硬化性心脏病

冠状动脉粥样硬化性心脏病，简称冠心病。冠心病是指由于脂质代谢不正常，血液中的脂质沉积在原本光滑的动脉内膜上，从而在动脉内膜上出现了一些类似粥样的脂类物质堆积，时间久了便形成了许多白色斑块，称为动脉粥样硬化。本章介绍了有关冠心病的基础常识，告诉冠心病患者在饮食上宜吃什么。

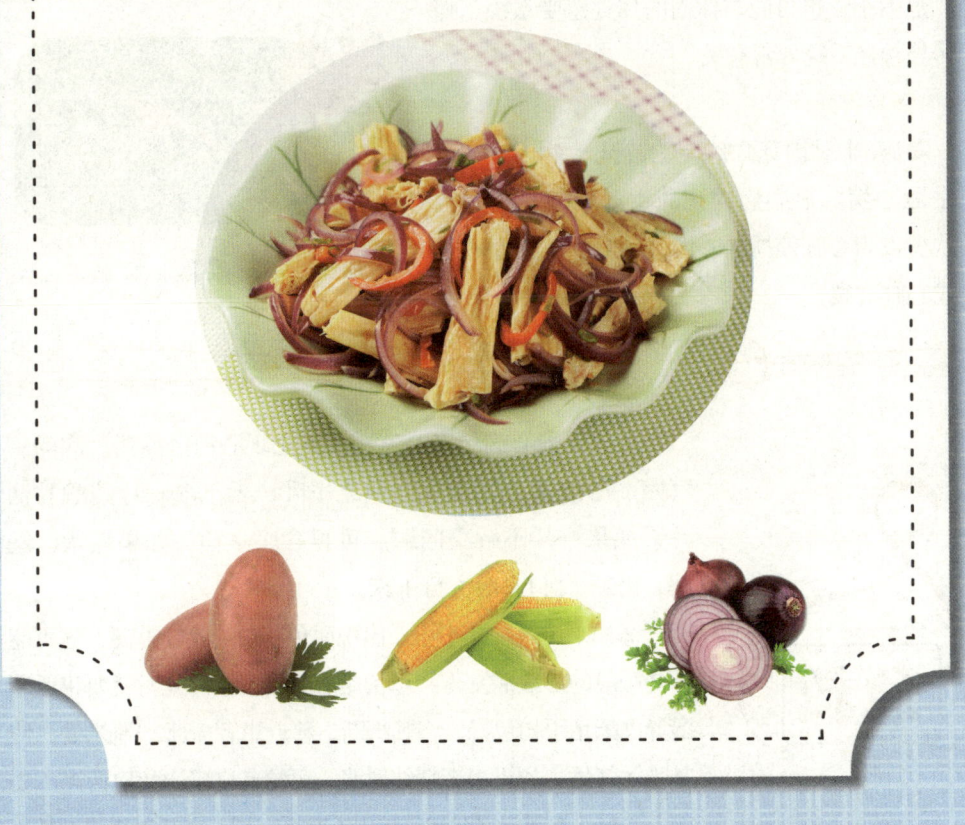

冠心病的基础知识

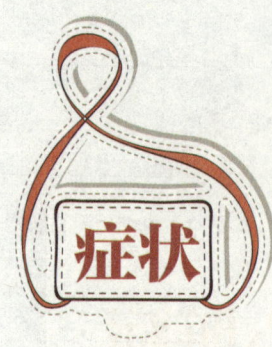

(1) 没有症状

这种类型的患者没有什么临床症状，只是在做心电图检查时，发现有异常改变，因此被称为"隐性冠心病"。

(2) 心绞痛

主要是由于劳累、激动使心肌暂时缺血，从而引起心前区或胸骨后剧烈疼痛、呼吸困难、胸口憋闷的症状。疾病机制是冠状动脉狭窄明显，侧支循环差，当心肌耗氧量大于血液所能供给的氧量时，临床上可能引起心绞痛。

(3) 心肌梗死

由于冠状动脉粥样斑块破溃、出血、水肿、血栓形成，或冠状动脉持久痉挛，造成冠状动脉完全堵塞，致使冠状动脉血流中断，心肌长时间严重缺血，导致心肌坏死，从而引起剧烈的心痛症状。

(4) 心肌缺血

某些冠心病患者有时心肌缺血却无心绞痛的症状，可能是因为缺血时间短、程度轻、范围小，也可能与体内的痛觉感受系统、痛觉传导神经系统异常有关。

(5) 猝死

发病6小时内死亡的定为猝死，病因90%以上是冠心病。冠心病猝死的主要原因是心室颤动，少数为心脏停搏、心源性休克、急性左心衰竭或心脏破裂。

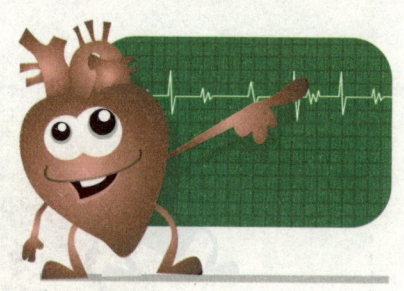

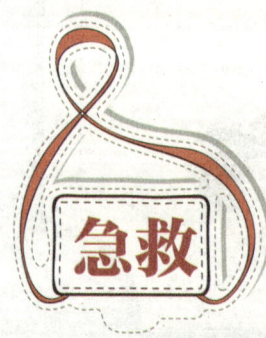

①如果冠心病患者在家中突然出现心前区疼痛、胸闷、气短、心绞痛，则应立即使之平卧，舌下含一片硝酸甘油片；如果一片不解决问题，可再含服一片；如果症状已缓解，仍须平卧1小时方可下床。

②如果患者胸痛不止，出现面色苍白、大汗淋漓，这可能不是一般的心绞痛发作，恐怕是心肌梗死了。此时就要将亚硝酸异戊酯用手帕包好，将其折断，移近患者鼻部2.5厘米处，使其吸入气体。如果患者情绪紧张，可给其口服一片地西泮（安定）。另一方面要立即和急救中心联系，切不可随意移动患者。

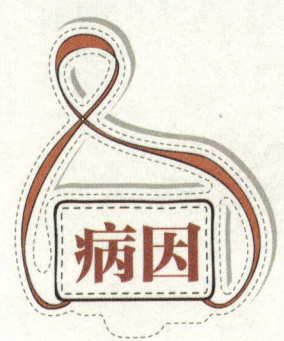

病因

冠心病的主要病因是冠状动脉粥样硬化，但动脉粥样硬化的原因尚不完全清楚，可能是多种因素综合作用的结果。与本病发生有关的危险因素有年龄、性别、家族史、血脂异常、高血压、糖尿病、吸烟、超重、痛风及缺乏运动等。

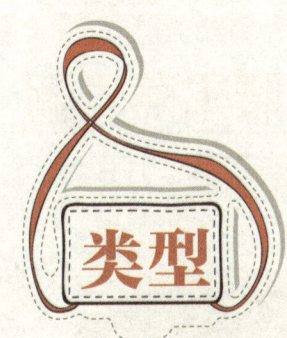

类型

(1) 隐匿型冠心病

该类型冠心病存在诱发因素，如高血压、超体重、糖尿病等，虽无明显症状，但在静息或负荷试验时有心电图ST段压低、T波倒置等心肌缺血的表现。

(2) 心绞痛型冠心病

典型发作表现为突然发生胸骨上、中段压迫性、闭胀性或窒息性疼痛，可放射至心前区、左肩及左上肢，历时1~5分钟，休息或含服硝酸甘油片，1~2分钟内症状即可缓解。体力劳动、受寒、饮食、精神刺激等是常见的诱因。

(3) 心肌梗死型冠心病

疼痛性质和部位类似心绞痛，但疼痛的程度更重、范围更广、持续时间也较长，休息或含服硝酸甘油片也不能缓解。患者常伴有烦躁不安、面色苍白、出冷汗、恐惧等。

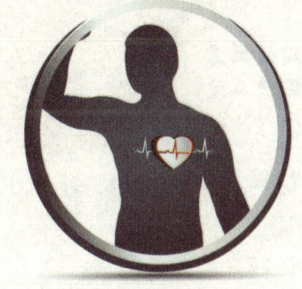

(4) 心力衰竭型冠心病

有心绞痛、心肌梗死病史，心脏逐渐增大，心律失常，最终导致心力衰竭。

(5) 猝死型冠心病

突然发病，心脏骤停而死亡。患者要注意劳逸结合，必须保持适当的体育锻炼和体力劳动；节制饮食，肥胖者适当减轻体重，尽可能少食动物脂肪和高胆固醇类食物；忌吸烟和饮用浓茶，少喝或不喝酒；血脂高者要适当治疗，以降低血脂；积极防治高血压及早期动脉硬化。

冠心病患者宜吃食物

燕麦

燕麦中富含可溶性纤维、亚油酸和燕麦胶，不仅能降低血清中总胆固醇、甘油三酯等物质的含量，还能消除沉积在血管壁上的低密度脂蛋白，从而起到预防动脉粥样硬化的作用。

燕麦小米豆浆

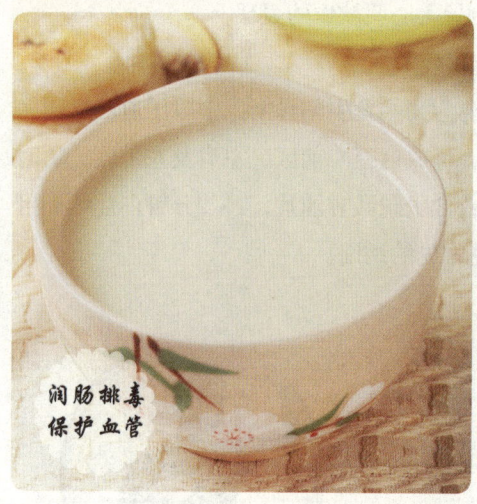

润肠排毒 保护血管

材料：燕麦60克，小米60克，黄豆100克

调料：白糖适量

做法：①黄豆浸泡8小时，洗净，沥干水分；小米、燕麦分别洗净。
②将黄豆、小米、燕麦倒入豆浆机中，注入适量清水至水位线。
③选择功能键，打成豆浆，将豆浆倒入碗中放适量白糖，搅拌均匀至其溶化，待豆浆稍微放凉后即可饮用。

红豆腰果燕麦粥

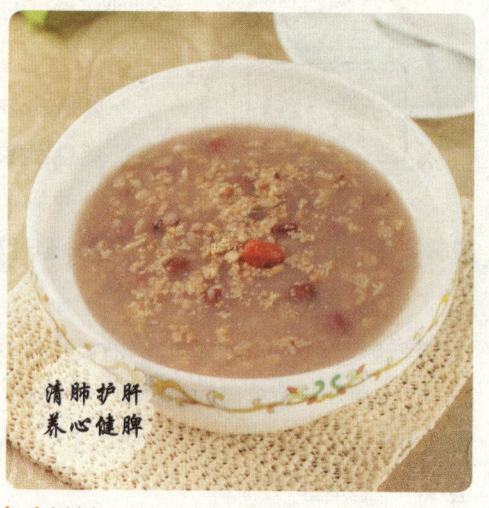

清肺护肝 养心健脾

材料：水发红豆90克，燕麦85克，腰果40克

调料：冰糖20克

做法：①向砂锅中注入适量清水烧开，倒入洗净的燕麦、红豆搅匀，烧开后用小火煮40分钟，至食材熟透。
②将腰果倒入杵臼中，捣碎成末，装入盘中备用；揭开锅盖，倒入适量冰糖搅拌均匀，煮至冰糖溶化；关火后盛出煮好的粥，装入碗中，撒上腰果即可。

冠心病患者宜吃食物

荞麦

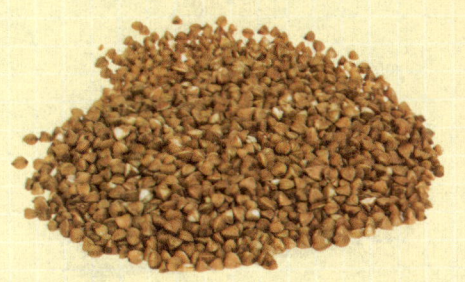
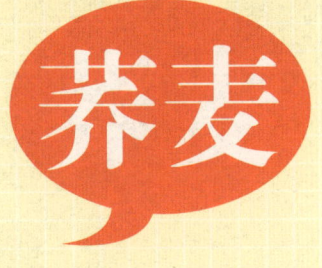

荞麦中含有的苦味素、叶绿素、荞麦碱、芦丁和黄酮物质不仅有助于降血压、降血脂,还能加强和调节心肌功能,增加冠状动脉的血流量,预防冠心病。

荞麦凉面

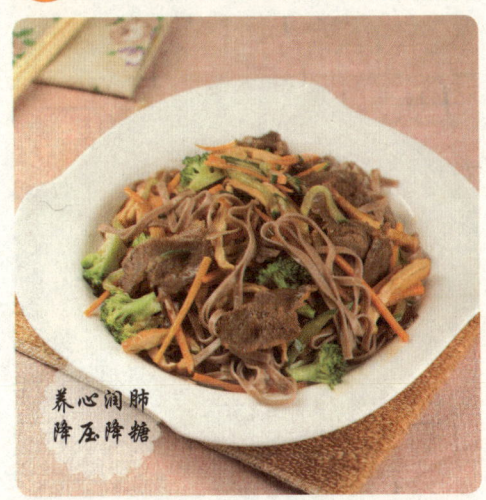

养心润肺 降压降糖

材料:荞麦面条100克,熟牛肉60克,胡萝卜45克,西蓝花40克,黄瓜35克,豆干30克

调料:盐、鸡粉、食用油各适量

做法:①黄瓜、胡萝卜、豆干洗净切丝;熟牛肉切片;西蓝花洗净,掰成小朵。
②将面条放入沸水中煮至熟透,捞出过凉水。
③热油起锅倒入食材炒匀,加鸡粉、盐调味,炒匀盛出,与面拌匀即可。

竹叶荞麦绿豆粥

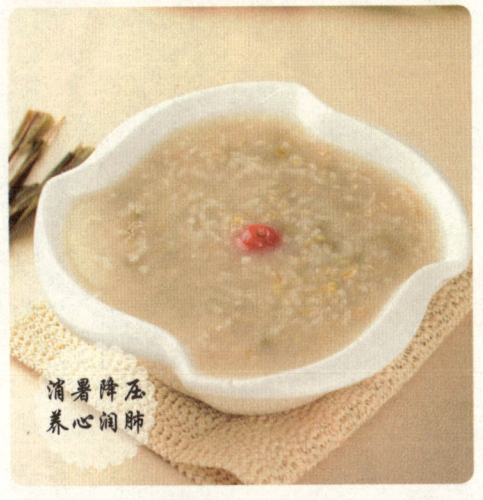

消暑降压 养心润肺

材料:水发大米、水发绿豆、水发荞麦各80克,燕麦70克,淡竹叶10克

调料:冰糖20克

做法:①洗净的淡竹叶放入隔渣袋中,扎紧袋口备用。
②往砂锅中注水,烧开,放入药袋、大米和杂粮搅拌匀,煮沸后用小火煮约40分钟至食材熟透;取出药袋,加入少许冰糖用大火续煮一会儿,至冰糖溶化;关火后盛出煮好的粥,装入碗中即可。

冠心病患者宜吃食物

红薯

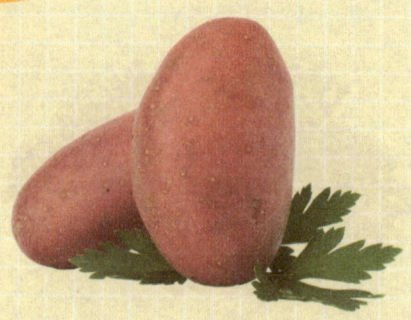

红薯能为人体提供大量的多糖物质，这些物质能有效地维持人体动脉血管的弹性，保持关节腔的润滑，防止肝肾中的结缔组织萎缩。经常食用红薯可以预防脂肪沉积和动脉粥样硬化。

红薯炖猪排

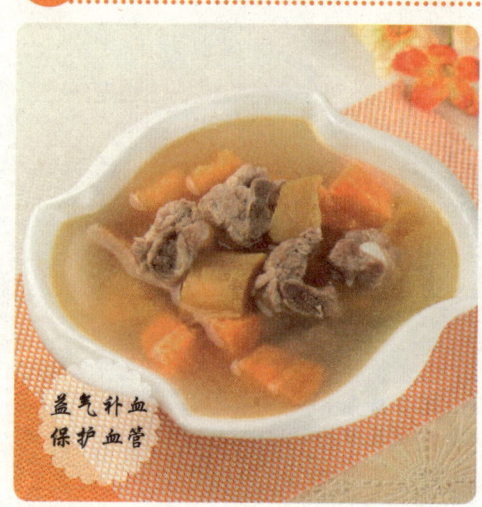

益气补血
保护血管

材料：红薯200克，排骨块250克
调料：盐2克，鸡粉2克，姜片30克
做法：①将红薯洗净，去皮切丁。排骨块洗净，入沸水中焯去血水，捞出备用。
②往砂锅中注清水烧开，放入排骨块、红薯丁，煮沸后转小火炖40分钟至食材熟烂。
③加入适量盐、鸡粉，搅匀调味即可。

玉米红薯粥

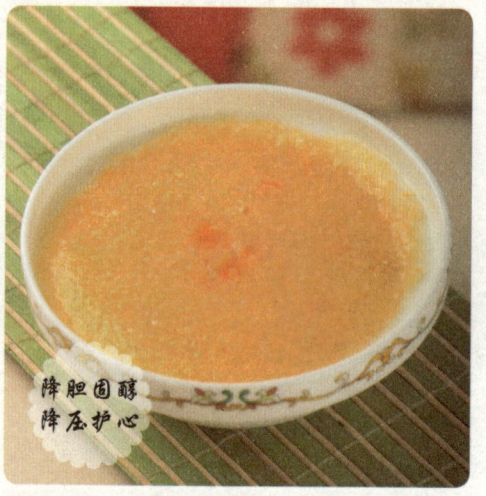

降胆固醇
降压护心

材料：玉米碎120克，红薯80克
做法：①将红薯洗净去皮，切成粒，备用。
②往砂锅中注入适量清水烧开，倒入玉米碎、红薯，搅拌均匀。
③盖上盖，用小火煮20分钟，至食材熟透；关火后将煮好的粥盛出，装入碗中即可。

冠心病患者宜吃食物

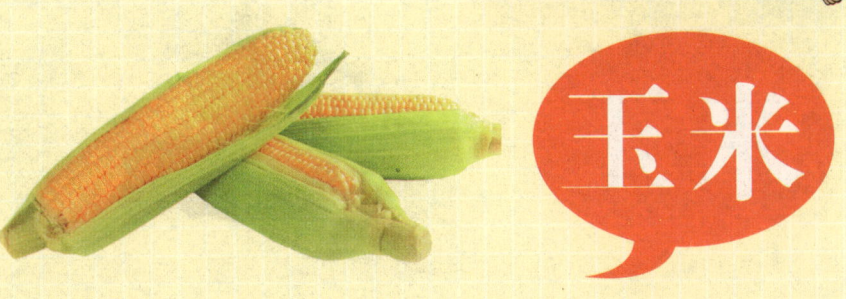

玉米

玉米含有卵磷脂、维生素E和丰富的亚油酸，常吃有助于降低血清胆固醇，预防冠心病、高脂血症和动脉粥样硬化。

苹果玉米粥

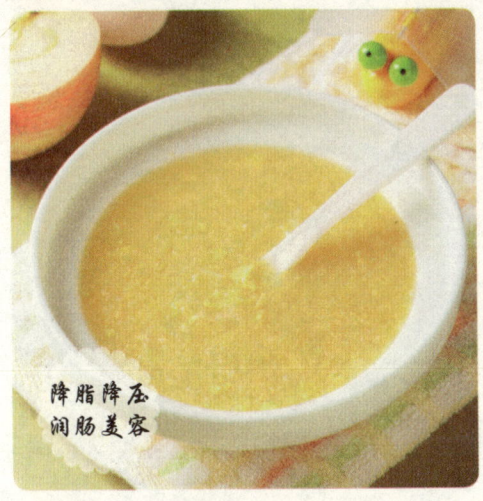

降脂降压 润肠美容

材料：鲜玉米粒80克，苹果100克，水发大米150克

做法：①将玉米粒、大米洗净；将苹果去核，洗净，切碎。
②往砂锅中注入适量清水烧开，倒入所有材料，煮沸后用小火煮约30分钟，至食材熟透。
③取下盖子，盛出煮好的苹果玉米粥，装在汤碗中即可。

玉米腰果火腿丁

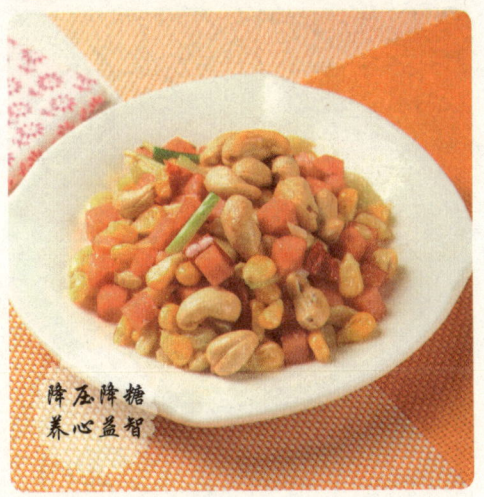

降压降糖 养心益智

材料：鲜玉米粒120克，火腿80克，腰果15克

调料：盐、鸡粉、料酒、水淀粉、食用油各适量，蒜末、葱段各少许

做法：①火腿切丁；玉米粒洗净焯熟，捞出待用；腰果洗净。
②油烧至三成热，放入腰果炸香，沥干。
③热油爆香姜片、蒜末、葱段，倒入玉米粒、火腿丁，淋少许料酒翻炒，加盐、鸡粉、腰果、水淀粉炒匀即可。

冠心病患者宜吃食物

白菜

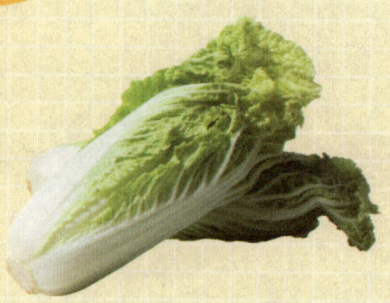

白菜性平、味甘，具有通利肠胃、清热解毒、止咳化痰、利尿养胃的功效，对于便秘、动脉粥样硬化和心血管疾病都有一定的预防作用。

白菜冬瓜汤

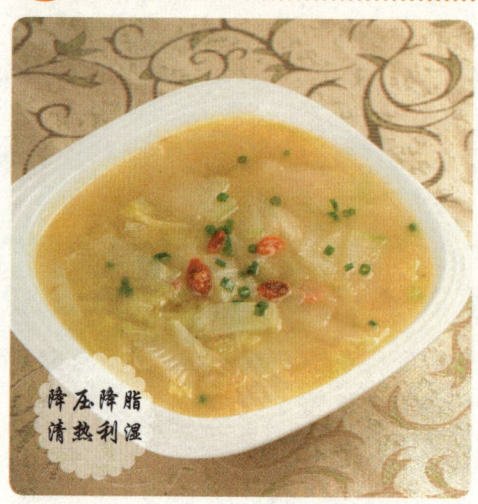

降压降脂
清热利湿

材料：大白菜300克，胡萝卜100克，冬瓜40克，饺子皮、枸杞各适量

调料：葱花、姜片、老抽、白糖、盐、鸡粉、食用油各适量

做法：①将冬瓜洗净去皮切片；大白菜洗净，切成小块。
②用油起锅，放少许姜片爆香，倒入冬瓜片翻炒，放入大白菜炒匀，加适量清水，放入洗净的枸杞。
③烧开后转小火煮5分钟至食材熟透，加盐、鸡粉搅匀调味，撒上葱花即可。

白菜梗拌胡萝卜丝

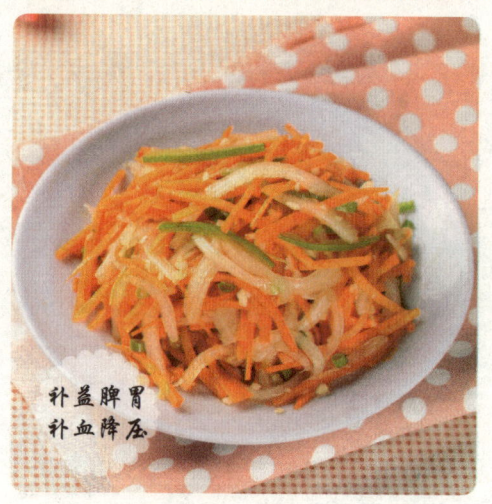

补益脾胃
补血降压

材料：白菜梗120克，胡萝卜200克，青椒35克

调料：盐3克，鸡粉2克，生抽3毫升，陈醋6毫升，香油适量，蒜末、葱花各少许

做法：①将白菜梗、胡萝卜、青椒分别洗净，切丝，放入开水中焯煮至断生。
②把焯煮好的食材装入碗中，加入盐、鸡粉，淋入少许生抽、陈醋，倒入香油，撒上蒜末、葱花，搅拌至食材入味，装入盘中即可。

冠心病患者宜吃食物

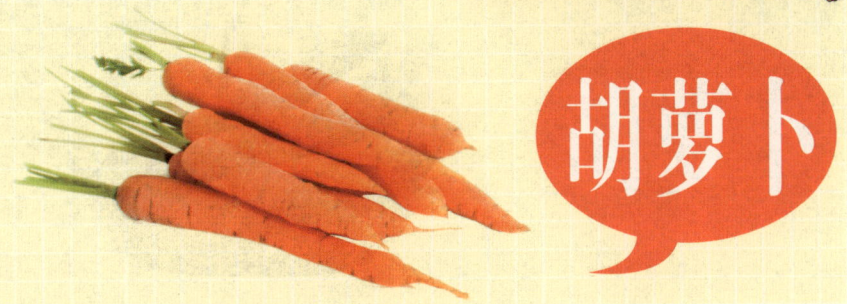
胡萝卜

胡萝卜有健脾和胃、补肝明目、清热解毒、止咳的功效，还能预防动脉粥样硬化和血栓的形成，增加冠状动脉血流量，对预防冠心病、高血压等疾病有一定食疗作用。

胡萝卜炒杏鲍菇

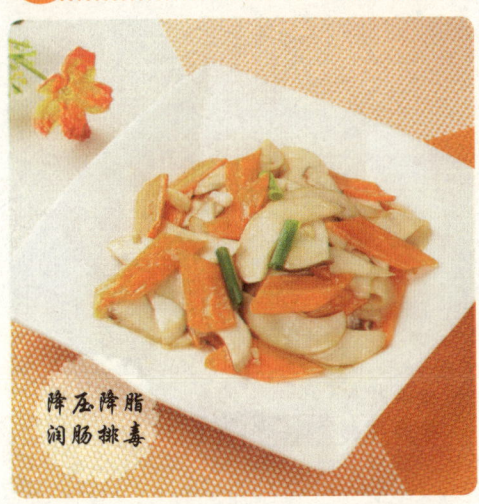

降压降脂 润肠排毒

材料： 胡萝卜100克，杏鲍菇90克

调料： 盐3克，鸡粉少许，蚝油4克，料酒3毫升，食用油、水淀粉各适量，姜片、蒜末、葱段各少许

做法： ①将杏鲍菇、胡萝卜分别洗净，切片，放入开水中煮至断生，捞出待用。②热油爆香姜片、蒜末、葱段，倒入煮好的食材翻炒均匀，淋少许料酒炒香，转小火，加入盐、鸡粉、蚝油，翻炒至食材熟透，勾芡炒匀装盘即可。

胡萝卜玉米牛蒡汤

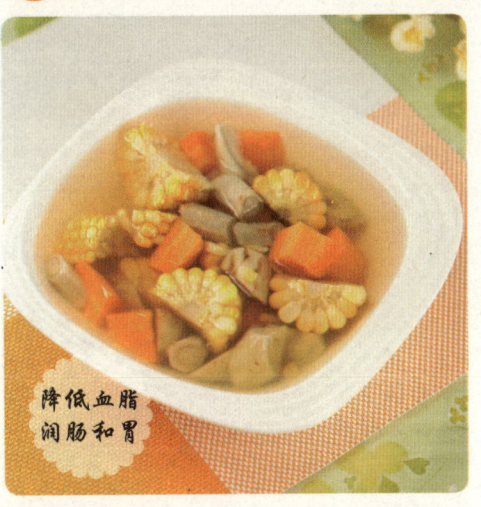

降低血脂 润肠和胃

材料： 胡萝卜90克，玉米棒150克，牛蒡140克

调料： 盐、鸡粉各2克

做法： ①胡萝卜洗净去皮，切小块；玉米棒洗净，切小块；牛蒡洗净，切滚刀块。②往砂锅中注入适量清水烧开，倒入切好的牛蒡、胡萝卜、玉米块。③加盖煮沸后转小火煮约30分钟，至食材熟透，加入盐、鸡粉拌匀调味，继续煮至食材入味，关火后盛入汤碗即可。

冠心病患者宜吃食物

山药

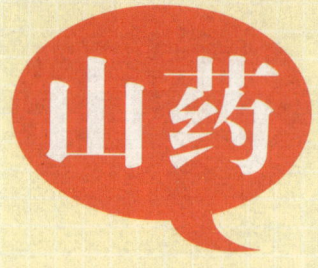

山药性平、味甘，含有多种氨基酸和维生素。山药中的维生素C能够增强血管弹性，皂苷则能降低血糖。常吃山药有助于预防动脉粥样硬化和冠心病。

山药枸杞粥

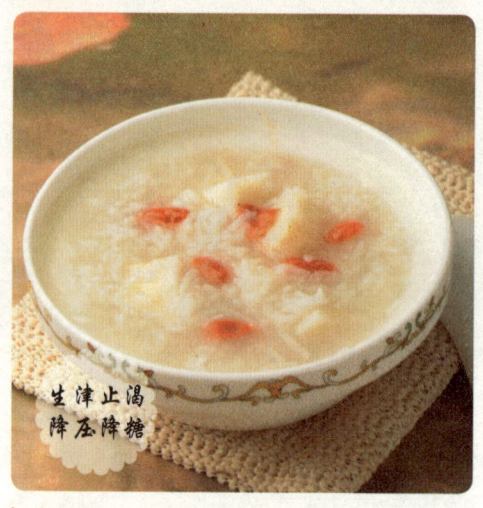

生津止渴
降压降糖

材料：山药200克，水发大米150克，枸杞10克

调料：冰糖15克

做法：①山药去皮，洗净后切块。②向砂锅中倒入水烧开，倒入大米，煮沸后转小火煮约30分钟，至米粒变软。③倒入山药块、枸杞搅拌匀，用小火续煮约20分钟，至食材熟透，加入适量冰糖，转中火煮至冰糖溶化，盛入碗中。

山药胡萝卜鸡翅汤

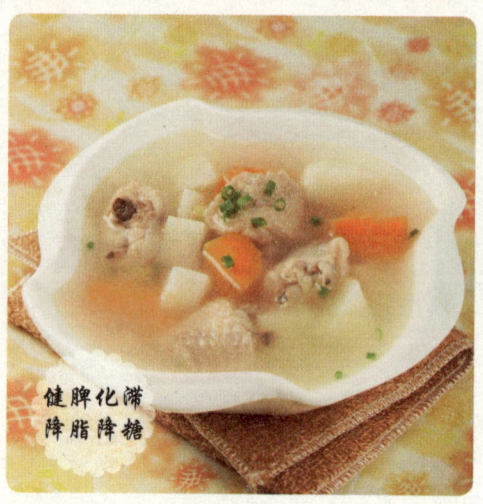

健脾化滞
降脂降糖

材料：山药180克，鸡翅中150克，胡萝卜100克

调料：盐2克，鸡粉2克，胡椒粉少许，料酒适量，姜片、葱花各少许

做法：①山药去皮洗净，切丁；胡萝卜洗净，切小块；鸡翅中洗净，切两半，放入开水中焯去血水，捞出沥干。②向砂锅内注水烧开，倒入鸡翅中、胡萝卜、山药、姜片、料酒，小火煮30分钟至熟透，加盐、鸡粉、胡椒粉调味即可。

冠心病患者宜吃食物

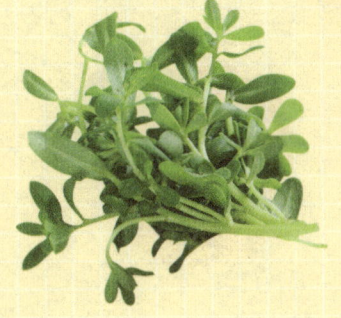

马齿苋

马齿苋性寒、味酸，具有消炎止痛、清热解毒的功效，对降低血压，抑制血清中胆固醇和甘油三酯的形成有一定作用。经常食用马齿苋可以预防冠心病和高脂血症。

凉拌马齿苋

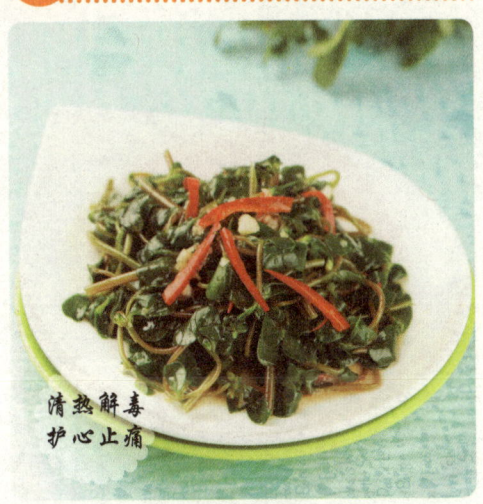

清热解毒
护心止痛

材料：马齿苋300克

调料：盐3克，鸡粉2克，生抽3毫升，香油、食用油各适量，蒜末15克

做法：①马齿苋洗净，切段。向锅中加入适量清水，用大火烧开，加入少许食用油、盐，放入马齿苋，煮约1分钟至熟，捞出备用。
②把马齿苋倒入碗中，加入蒜末、盐、鸡粉、生抽、香油，用筷子拌匀调味，装入盘中即可。

蒜蓉马齿苋

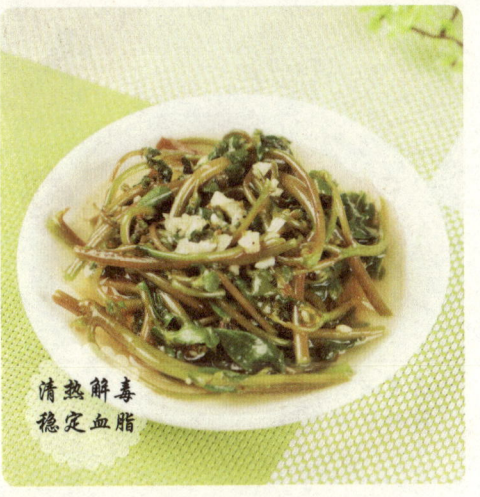

清热解毒
稳定血脂

材料：马齿苋150克，蒜末少许

调料：鸡粉、盐各2克，食用油适量

做法：①将马齿苋洗净，切成段，放在盘中，备用。
②用油起锅，放入备好的蒜末，用大火爆香，倒入备好的马齿苋翻炒片刻，至其变软。
③转小火，加入鸡粉、盐，快速翻炒均匀，至食材入味，关火盛出炒好的马齿苋，放在盘中即可。

冠心病患者宜吃食物

苹果

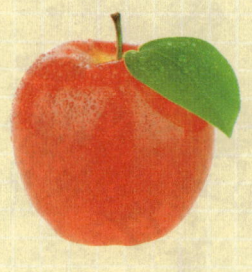

苹果中含有多种矿物质和维生素，其中丰富的维生素C能够改善血管弹性，防止血管出血。苹果中还含有许多能够降血脂、减少血管栓塞、防治动脉粥样硬化的有效成分。经常食用苹果可以预防冠心病、动脉粥样硬化和心肌梗死。

蒸苹果

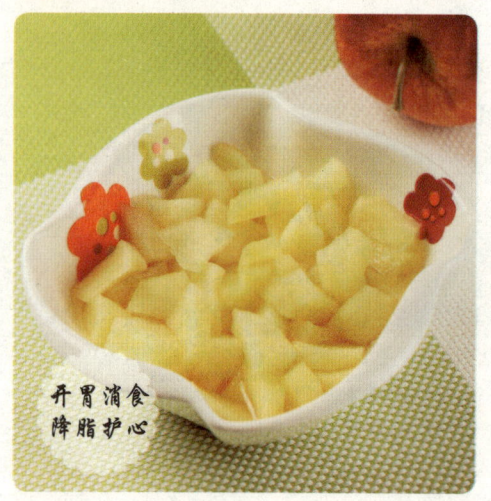

开胃消食
降脂护心

材料： 苹果1个

做法： ①将苹果洗净对半切开，削去外皮，切成瓣，去核，改切成丁，装入碗中。
②将装有苹果的碗放入烧开的蒸锅中，盖上盖，用中火蒸10分钟。
③揭盖，将蒸好的苹果取出，放凉后即可食用。

苹果红薯泥

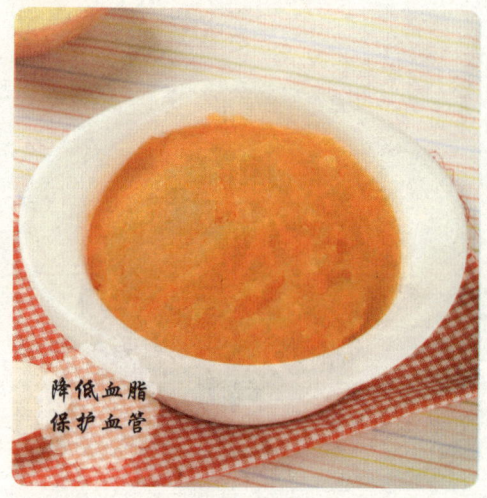

降低血脂
保护血管

材料： 苹果90克，红薯140克

做法： ①将红薯、苹果分别洗净去皮，切块装盘待用。
②将苹果、红薯放入蒸锅，用中火蒸15分钟至熟，取出用勺子压成泥。
③取榨汁机，选择搅拌刀座组合，把苹果红薯泥舀入杯中；选择"搅拌"功能，将苹果红薯泥搅匀，装入碗中即可。

冠心病患者宜吃食物

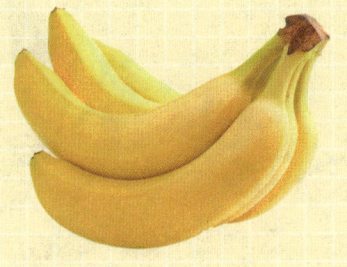

香蕉

香蕉具有润肠、消炎、降压的功效，能够防止体内胆固醇沉积，从而降低血脂，保持血管通畅。经常食用香蕉有助于预防冠心病和高血压等疾病。

香蕉泥

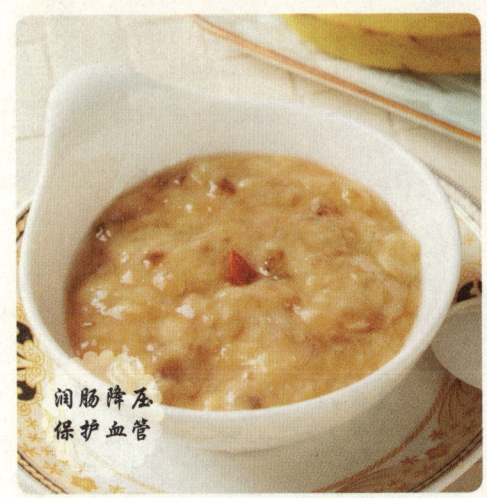

润肠降压
保护血管

材料：菠菜80克，香蕉1根

做法：①将菠菜洗净，放入沸水中焯半分钟后捞出沥干；香蕉去皮，碾成泥。②取榨汁机，选搅拌刀座组合，把菠菜倒入杯中，拧紧刀座放在榨汁机上，选择"搅拌"功能，榨成菠菜汁。③向锅中注入少许清水烧热，倒入菠菜汁、香蕉泥，用锅勺搅拌均匀，煮沸，盛出锅中材料，装入碗中即可。

苹果梨香蕉粥

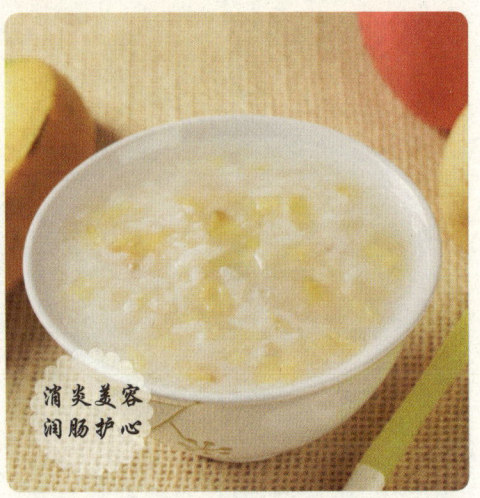

消炎美容
润肠护心

材料：水发大米100克，苹果、梨、香蕉各50克

调料：冰糖20克

做法：①将苹果和梨分别洗净，去皮、去核，切小块；香蕉去皮，切小块。②向砂锅中注水烧开，倒入大米，烧开后用小火煲煮约30分钟，至米粒变软。③倒入苹果、梨和香蕉块搅拌均匀，用小火续煮约20分钟至食材熟透，加入适量冰糖，转中火略煮至溶化即可。

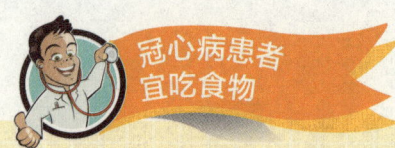

冠心病患者宜吃食物

花生

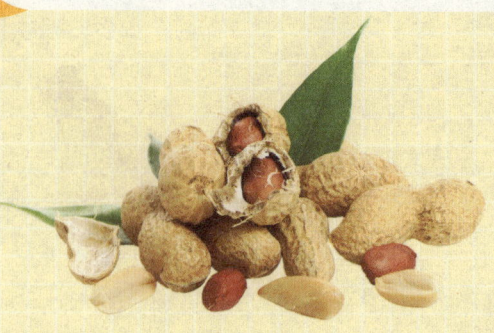

花生中含有大量的氨基酸和不饱和脂肪酸，经常食用花生可以预防动脉粥样硬化。此外，花生还具有降血压、预防心脏病的功效。

枸杞花生粥

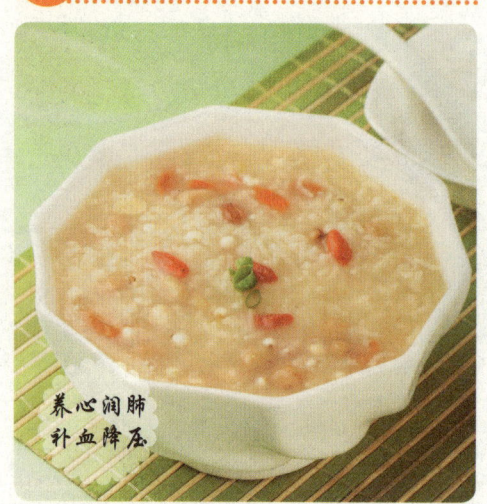

养心润肺 补血降压

材料：枸杞10克，水发花生米70克，水发大米150克

做法：①向砂锅中加入适量清水并烧开。倒入洗净的大米，搅散，放入洗好的花生和枸杞，搅拌均匀。
②盖上盖，烧开后用小火煮30分钟，至大米熟透；揭开盖子，用勺子搅拌片刻。
③把煮好的粥盛出，装入碗中即可。

花生莲藕汤

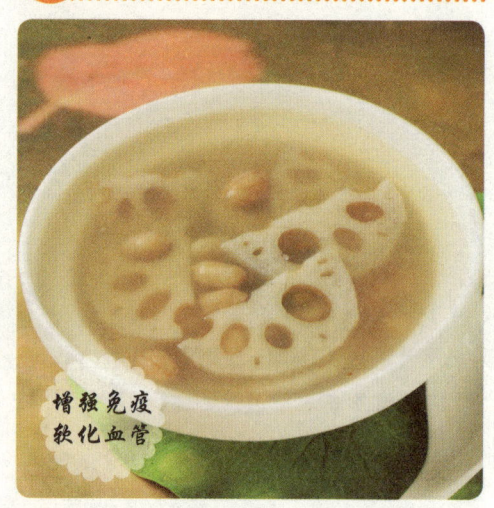

增强免疫 软化血管

材料：莲藕150克，水发花生60克
调料：冰糖25克

做法：①将莲藕洗净去皮，切成薄片，向砂锅中注入清水烧开，放入洗好的花生，用小火煲煮约30分钟。
②倒入切好的莲藕，用小火续煮15分钟至食材熟透，放入冰糖，搅煮至溶化即可。

冠心病患者宜吃食物

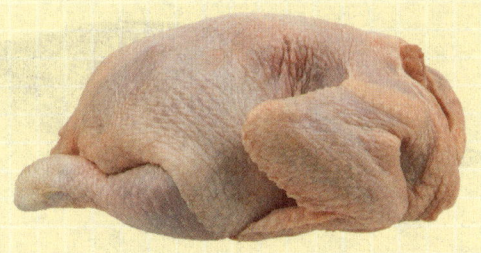

鸡肉

鸡肉中含有不饱和脂肪酸、蛋白质，经常食用可预防脂肪堵塞血管，同时还能为人体提供充足的蛋白质，因此，鸡肉适合心血管病患者和老年人食用。

五彩鸡肉粒

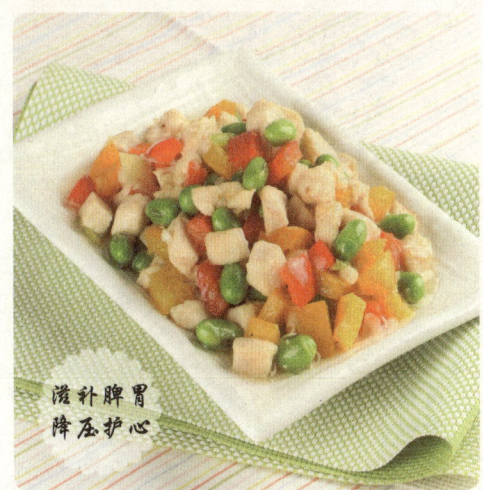

滋补脾胃 降压护心

材料：鸡胸肉150克，彩椒80克，青豆100克

调料：盐5克，鸡粉、食用油各适量，蒜末少许

做法：①将彩椒洗净切丁；鸡胸肉洗净切丁，加入调味料，腌渍入味。
②向锅中加入适量清水烧开，倒入青豆、彩椒，煮至断生，捞出；用油起锅，放入蒜爆香，倒入鸡肉丁炒匀，再倒入青豆和彩椒，加入盐、鸡粉，炒匀即可。

鸡肉拌南瓜

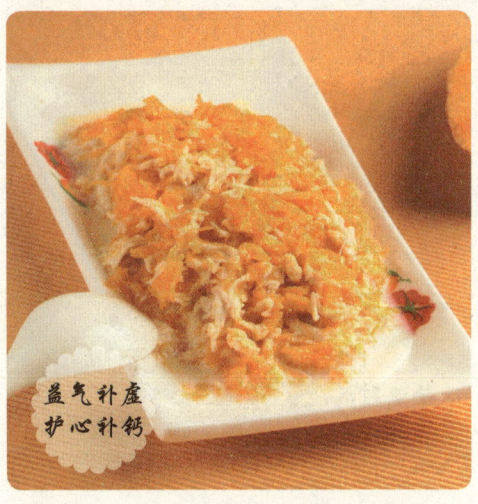

益气补虚 护心补钙

材料：鸡胸肉100克，南瓜200克

调料：盐少许，牛奶80毫升

做法：①将南瓜洗净切丁；鸡肉洗净装入碗中，放少许盐、清水，备用。
②烧开蒸锅，分别放入南瓜、鸡肉，用中火蒸15分钟至熟，取出。
③用刀把鸡肉拍散，撕成丝，倒入碗中，放入南瓜，加入适量牛奶，拌匀即可食用。

冠心病患者宜吃食物

鲫鱼

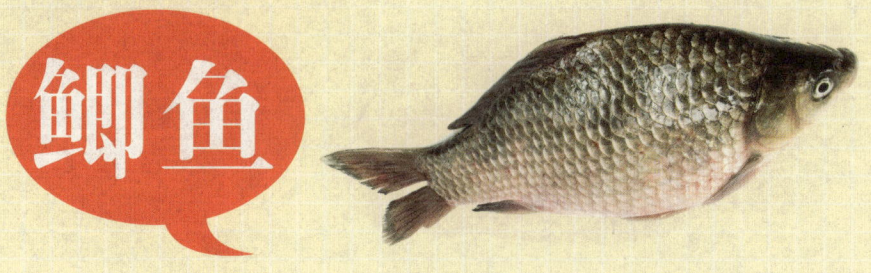

鲫鱼性平、味甘,能够健脾和胃、通乳祛湿。鲫鱼是一种高蛋白、低脂肪的食物,非常适合冠心病、高血压和脑血管疾病患者食用。

🥣 牛奶鲫鱼汤

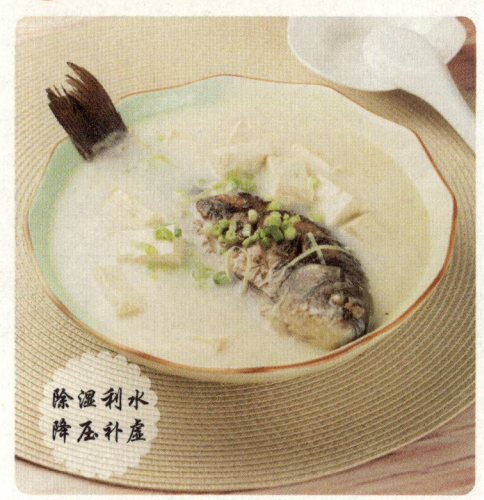

除湿利水
降压补虚

材料:净鲫鱼400克,豆腐200克,牛奶90毫升

调料:盐2克,姜丝、葱花、鸡粉、食用油各少许

做法:①将豆腐洗净,切小方块。②热油锅放入鲫鱼,用小火煎至断生。③向锅中注水烧开,放入鲫鱼,加姜丝、鸡粉、盐搅匀调味,加盖用中火煮约3分钟至鱼肉熟软,放入豆腐块和牛奶,轻轻搅拌匀,用小火煮2分钟,撒上葱花。

🥣 山药蒸鲫鱼

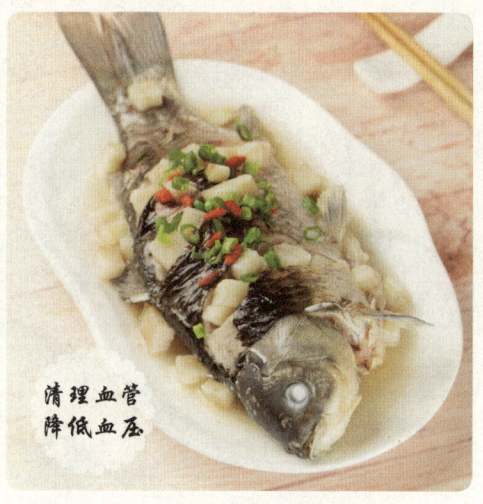

清理血管
降低血压

材料:鲫鱼400克,山药80克

调料:盐、鸡粉各2克,料酒8毫升,葱段30克,姜片20克,葱花、枸杞各少许

做法:①将山药洗净,去皮切成粒;鲫鱼处理干净,两面切一字花刀。②将鲫鱼用姜片、葱段、料酒、盐、鸡粉拌匀,腌渍15分钟,使其入味。③将鲫鱼装入盘中,撒上山药粒,放上姜片,入锅用大火蒸10分钟至熟透,取出夹去姜片,撒上葱花、枸杞即可。

冠心病患者宜吃食物

鲤鱼

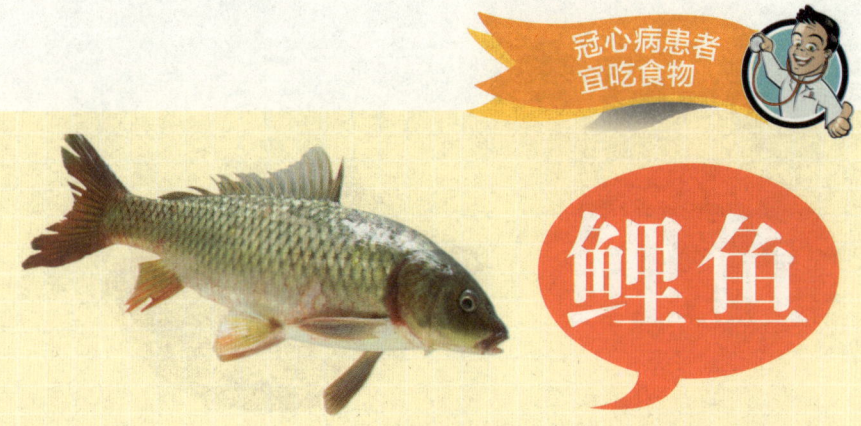

鲤 鱼性平、味甘，含有多种营养物质。其含有的不饱和脂肪酸具有降低胆固醇水平的功效。经常食用鲤鱼可以预防冠心病和高脂血症。

黄芪鲤鱼汤

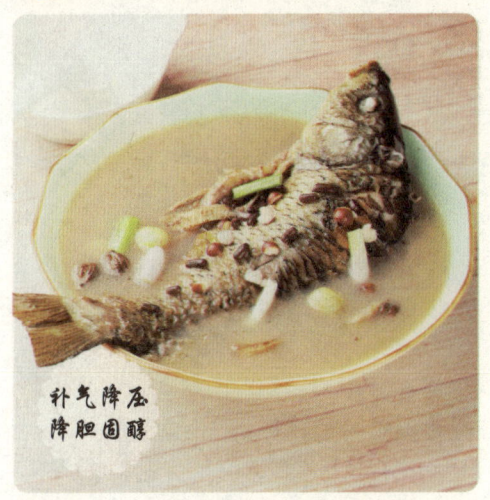

补气降压
降胆固醇

材料：鲤鱼500克，水发红豆90克，黄芪20克，莲子40克，芡实30克

调料：料酒10毫升，盐2克，鸡粉2克，食用油适量，葱段、姜片各适量

做法：①向锅内加油烧热，爆香姜片，放入处理干净的鲤鱼，煎至焦黄色后盛出。②向锅中注入适量开水，放入红豆、莲子、黄芪、芡实，用小火煮20分钟。③放入鲤鱼，加入适量料酒、盐、鸡粉调味，煮15分钟至食材熟透，撒葱段即可。

黄花菜木耳炖鲤鱼

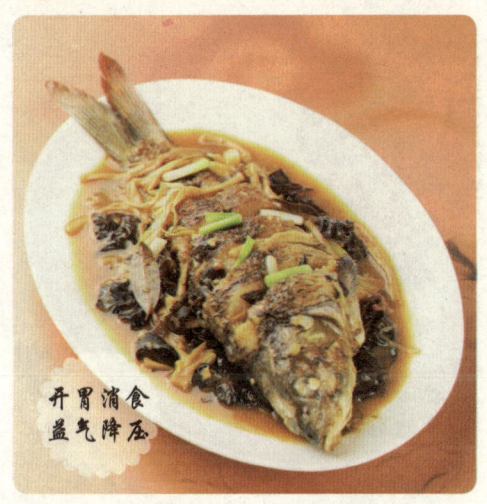

开胃消食
益气降压

材料：鲤鱼400克，水发黄花菜100克，水发木耳40克

调料：盐3克，鸡粉、白糖、生抽、料酒、水淀粉、油各适量，八角、香叶、姜丝、蒜末、葱段各少许

做法：①将木耳洗净切小块；黄花菜洗净切除蒂部；鲤鱼洗净切上花刀。②将黄花菜、木耳焯至断生；用油起锅，放入鲤鱼，煎至两面金黄；另起锅，下油烧热，放入食材和调味料，炖至熟即可。

冠心病患者宜吃食物

带鱼

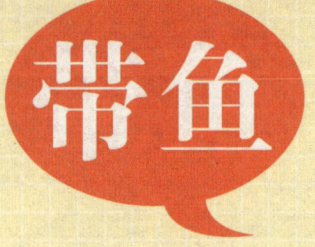

带鱼中含有不饱和脂肪酸，这种脂肪酸的碳链较长，具有降低胆固醇的作用。此外，带鱼含有丰富的镁元素，能够保护心血管系统，有利于预防高血压和心肌梗死等。

芝麻带鱼

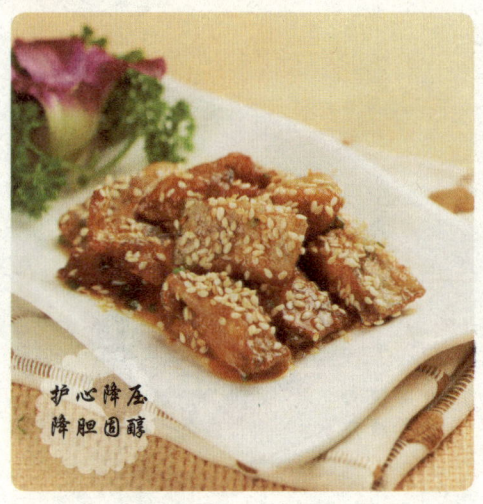

护心降压 降胆固醇

材料：带鱼140克，熟芝麻20克

调料：盐3克，鸡粉3克，生粉7克，生抽4毫升，水淀粉、老抽、油适量，姜片、葱花各少许

做法：①将带鱼洗净剪去鳍，切块，加姜片、盐、鸡粉、生抽、生粉拌匀腌渍入味，再入油锅炸熟备用。
②向热锅中加少许清水、盐、鸡粉、生抽、老抽、水淀粉调成浓汁，放入带鱼和葱花炒匀，盛入盘中，撒上熟芝麻即可。

马蹄木耳煲带鱼

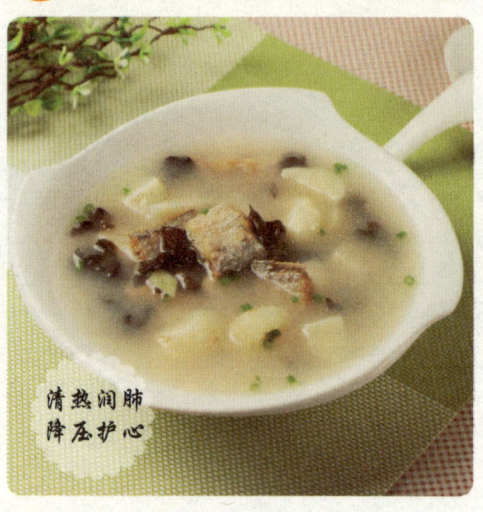

清热润肺 降压护心

材料：马蹄肉100克，水发木耳30克，带鱼110克

调料：盐2克，鸡粉2克，料酒、胡椒粉、食用油各适量，姜片、葱花各少许

做法：①将马蹄、木耳分别洗净，切小块；带鱼洗净切小块，入油锅煎熟沥干。
②向砂锅注水烧开，放入马蹄、木耳煮沸，转小火炖15分钟至熟，放姜片、料酒、盐和带鱼，小火炖10分钟，加适量鸡粉、胡椒粉搅匀，盛出撒葱花即可。

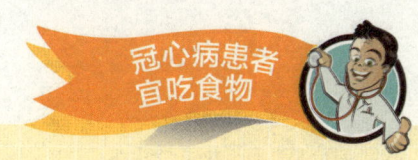

冠心病患者宜吃食物

甲鱼

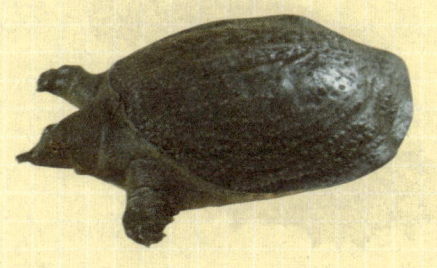

甲鱼的脂肪中大部分为不饱和脂肪酸,能够减少胆固醇沉积,防止动脉粥样硬化,对降低胆固醇、预防高血压和冠心病具有一定的辅助作用。

人参核桃甲鱼汤

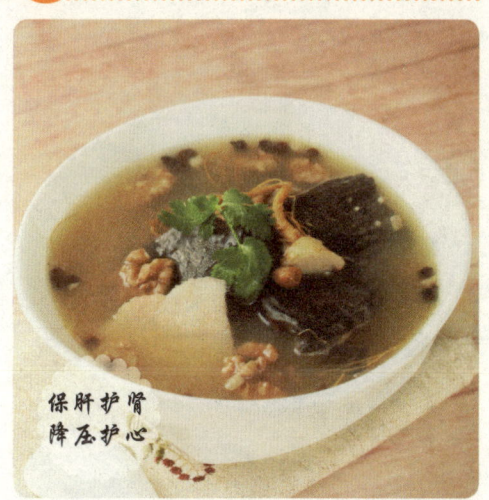

保肝护肾
降压护心

材料:甲鱼肉500克,核桃20克,人参8克,五味子8克,淮山10克,陈皮少许

调料:料酒、盐、鸡粉、葱段、姜片各适量

做法:①甲鱼肉洗净,切块;向锅中注水烧开,放入甲鱼、葱段、料酒汆烫,捞出甲鱼。
②向锅中注水烧开,放入姜片及所有材料,淋入少许料酒,小火炖1小时至熟,加入盐、鸡粉调味即可。

甲鱼滋阴汤

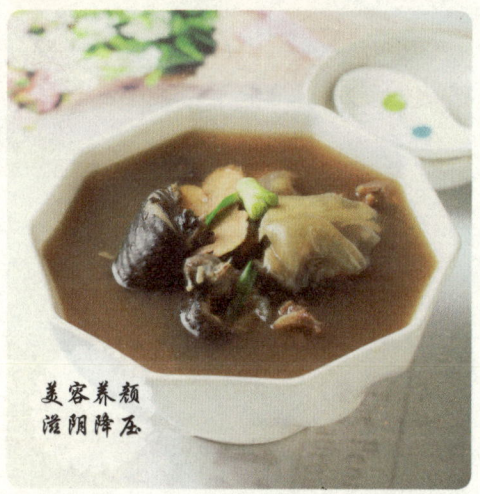

美容养颜
滋阴降压

材料:甲鱼块300克,生地20克,百部10克,知母10克

调料:料酒适量,盐3克,鸡粉2克,葱段、姜片少许

做法:①向锅中注水烧开,放入甲鱼块,淋入料酒汆去血水,捞出备用。
②向砂锅注水烧开,倒入药材、姜片和甲鱼块,淋入少许料酒,中火炖约1小时至熟透,加入盐、鸡粉调味,撒上葱段即可。

冠心病患者宜吃食物

海参

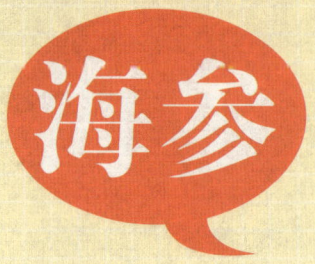

海参是一种高蛋白、低脂肪的食物，而且不含胆固醇。常吃海参对于预防老年性冠心病、动脉粥样硬化和心绞痛等疾病有显著的作用。

莴笋炒海参

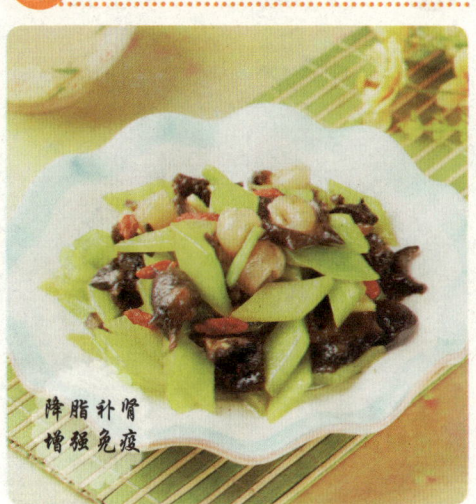

降脂补肾 增强免疫

✅ **材料**：莴笋200克，水发海参200克，桂圆肉50克，枸杞少许

🍳 **调料**：盐4克，鸡粉4克，料酒10毫升，生抽5毫升，水淀粉5毫升，油、姜片、葱段各适量

🥘 **做法**：①将莴笋洗净切片，海参洗净切块，分别入水焯1分钟，捞出沥干。
②向锅内加油烧热，爆香姜片、葱段，倒入莴笋、海参炒匀，加调料炒匀，放入桂圆肉，用水淀粉勾芡即可。

葱爆海参

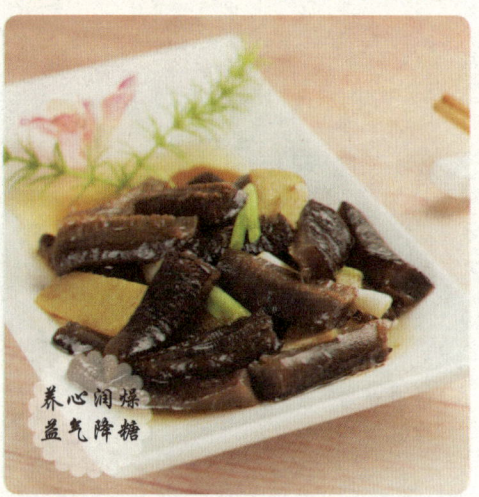

养心润燥 益气降糖

✅ **材料**：海参300克，葱段50克

🍳 **调料**：盐、鸡粉各3克，姜片40克，高汤200毫升，白糖2克，蚝油5克，油、料酒、生抽、水淀粉各适量

🥘 **做法**：①海参洗净切条，入开水中煮约1分钟后捞出待用。
②热油爆香葱段、姜片，倒入海参、料酒、高汤，放少许蚝油、生抽、盐、鸡粉、白糖，炒匀调味，勾芡翻炒至汤汁收浓，装盘即可。

Part 3
风湿性心脏病

  风湿性心脏病，简称"风心病"，是指由于风湿热活动，累及心脏瓣膜而造成的心脏瓣膜病变。风湿性心脏病多发于冬春季节，寒冷、潮湿和拥挤环境中，初发年龄多在5~15岁，复发多在初发后3~5年内。本章不仅介绍了有关风湿性心脏病的基础常识，还介绍了风湿性心脏病患者在饮食上适宜吃什么，帮助该病患者吃对、吃好食物。

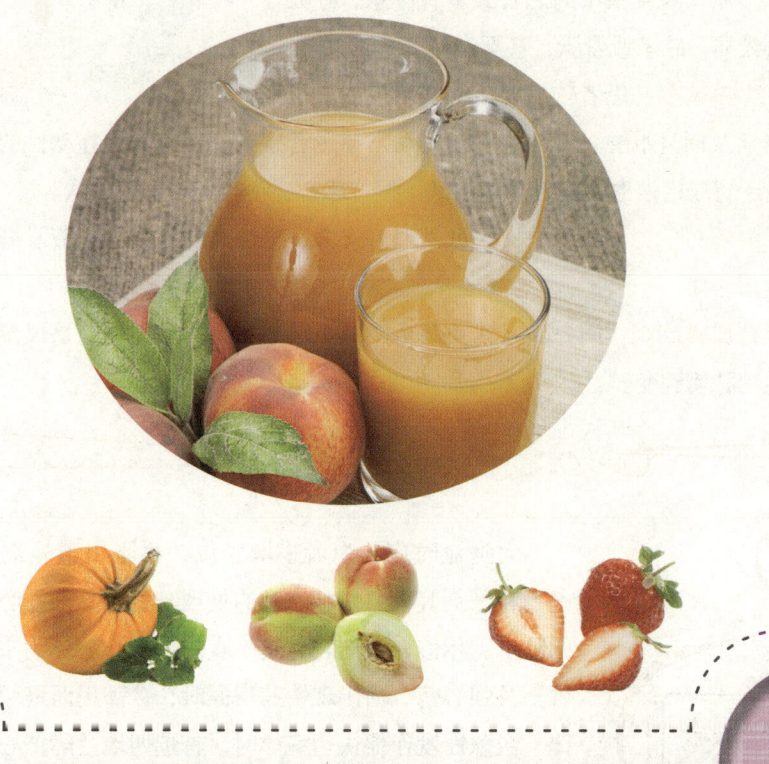

风湿性心脏病的基础知识

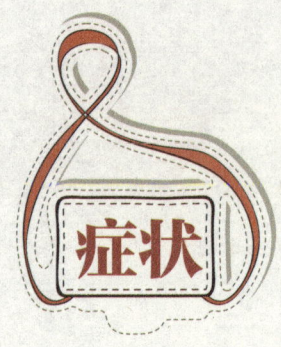

心脏瓣膜的病变使心脏在运送血液的过程中出现问题，如瓣膜狭窄，血流阻力加大，为了送出足够的血液，心脏则更加费力地舒张和收缩，这样使心脏工作强度加大，效率降低，心脏易疲劳，久而久之会造成心脏肥大。

当二尖瓣狭窄到一定程度时，由于左心房压力增高，导致肺静脉和肺毛细血管压力增高，形成肺瘀血。肺瘀血容易引起呼吸困难、咳嗽、咯血，有的还会出现声音嘶哑和吞咽困难。

临床上常见的心脏瓣膜病变如下：

◆**二尖瓣关闭不全**：风湿性二尖瓣关闭不全患者，仅有轻度症状，当有风湿活动、感染性心内膜炎或腱索断裂时症状加重，75%的二尖瓣关闭不全患者会发生房颤，房颤会增加左心房压力。

◆**主动脉瓣狭窄**：主动脉瓣狭窄患者在代偿期可无症状，瓣口重度狭窄的患者大多有倦怠、呼吸困难、心绞痛、眩晕或晕厥，甚至突然死亡。

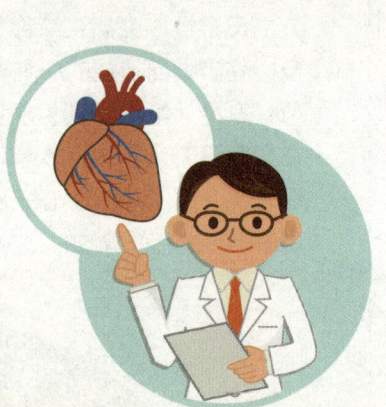

◆**三尖瓣狭窄**：患者较易疲乏，常出现右上腹不适或胀痛及周身水肿。颈静脉明显搏动常使患者感到颈部有一种扑动性的不适感。此外，由于胃肠道瘀血，患者常有食欲不振、恶心、呕吐或嗳气等症状。

◆**二尖瓣与三尖瓣关闭不全**：可表现为乏力、全身水肿、腹腔积液及肝瘀血引起的右上腹部胀痛。

◆**联合瓣膜病变**：同一病因累及两个或两个以上瓣膜，最常见的是风湿引起的二尖瓣和主动脉瓣病变。

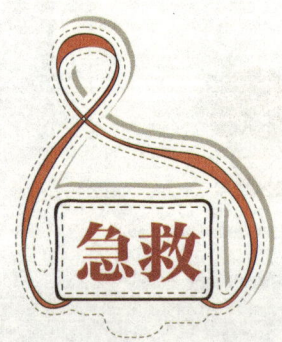

大咯血时应让患者采取坐位，再服用镇静剂，如安定剂、利尿剂等；急性肺水肿的处理与处理急性左心衰所引起的肺水肿相似，不同之处是不宜用扩张小动脉为主的扩张血管药及强心药，当出现快速房颤时，才需用西地兰降低心室律。当急性发作伴快速室律时，首选西地兰降低心室律。右心室衰竭宜低盐饮食，以利尿剂与地高辛为主治疗。

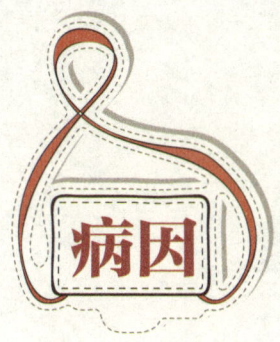
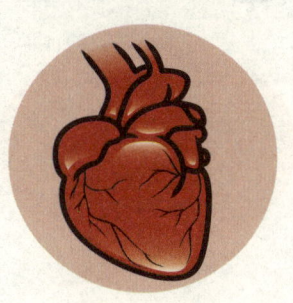

风湿性心脏病是甲组乙型溶血性链球菌感染后引起的变态反应的一部分表现，属于自身免疫性疾病。心脏的病理变化主要发生在心脏瓣膜部位。尤其是二尖瓣是最常见的受累部位之一。

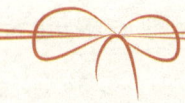

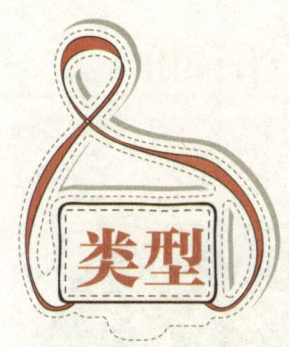

（1）二尖瓣狭窄

心功能代偿期多无明显症状，体力活动也不受限制，失代偿时发作表现为心悸气促，易出现心律失常、阵发性呼吸困难、咳嗽、吐泡沫样痰，或见咯血、胸痛、吞咽困难，偶有声音嘶哑、口唇呈深红色、两颧呈紫红色症状。

（2）主动脉瓣狭窄

轻者无症状，重者疲乏无力、呼吸困难。可产生心绞痛和心律失常，甚至猝死；有时可发生眩晕、晕厥，晚期可出现呼吸困难、咳嗽、咯血等左心功能不全症状。

（3）二尖瓣关闭不全

轻者无症状，病情加重时出现呼吸困难、乏力、心悸，或咯血、胸痛。

（4）主动脉瓣关闭不全

早期无症状，或仅有面色苍白、心悸、劳累时气促、心前区不适感和头部动脉搏动感；晚期可出现呼吸困难、咯血、咳嗽，少数患者有心绞痛。

以上4种病症类型既可单独存在，也可能同时出现，如二尖瓣狭窄合并主动脉瓣关闭不全等。

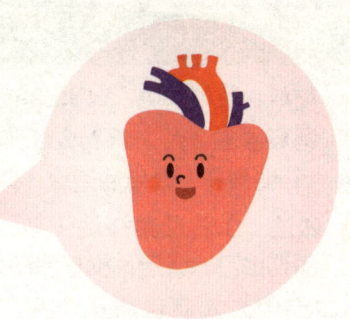

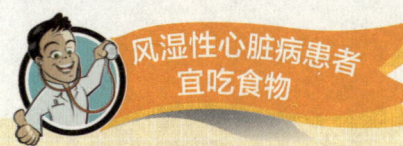

风湿性心脏病患者宜吃食物

菠菜

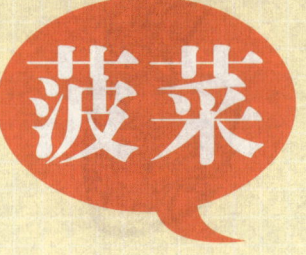

菠菜含有丰富的维生素A、维生素C和膳食纤维，其中维生素A和维生素C的含量在蔬菜类名列前茅，可增强血管弹性，适合风湿性心脏病患者食用。

枸杞拌菠菜

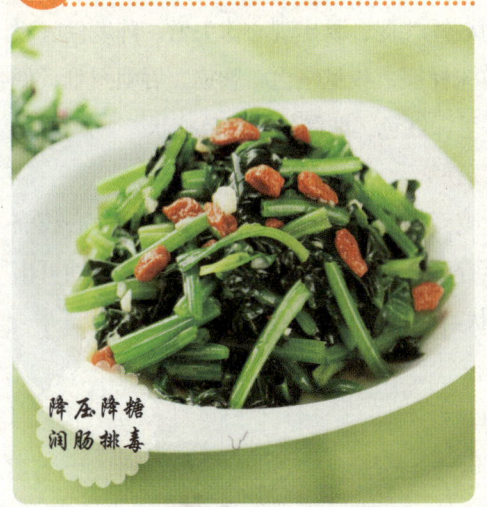

降压降糖
润肠排毒

材料：菠菜230克，枸杞20克

调料：盐2克，鸡粉2克，蚝油10克，香油3毫升，食用油适量，蒜末少许

做法：①将菠菜择洗干净，切去根部，再切成段，备用；枸杞洗净。
②向锅中注入适量清水烧开，倒入枸杞，焯煮片刻，捞出待用；把菠菜倒入沸水锅中，煮至断生，捞出；把菠菜倒入碗中，放入调味料拌至入味即可。

菠菜肉末面

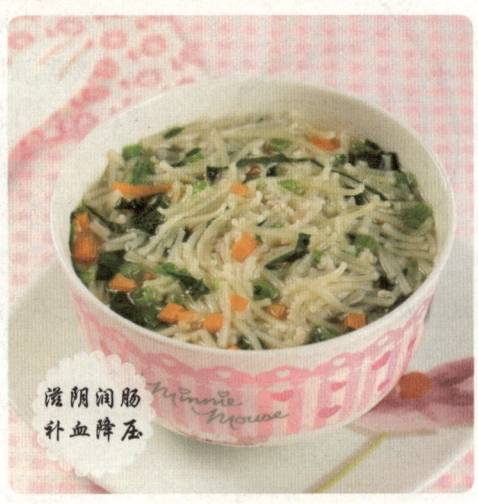

滋阴润肠
补血降压

材料：面条85克，肉末55克，胡萝卜50克，菠菜45克

调料：盐少许，食用油2毫升

做法：①将菠菜洗净，切成颗粒状；胡萝卜去皮洗净后切成粒。
②向汤锅中注入适量清水烧开，倒入胡萝卜粒，用小火煮约3分钟至胡萝卜断生。
③放入肉末，搅散，煮至汤汁沸腾；下入面条，拌匀，用小火煮约5分钟至面条熟透，倒入菠菜末，续煮至断生即可。

风湿性心脏病患者宜吃食物

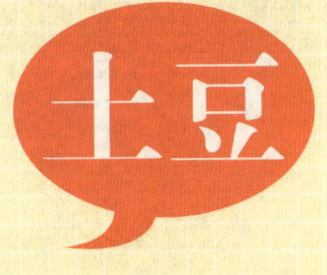

土豆

土豆含有丰富的B族维生素和大量的优质纤维素，有助于缓解疲劳、维护心脏和血管健康、降低胆固醇，对于风湿性心脏病患者具有很好的食疗效果。

西蓝花土豆泥

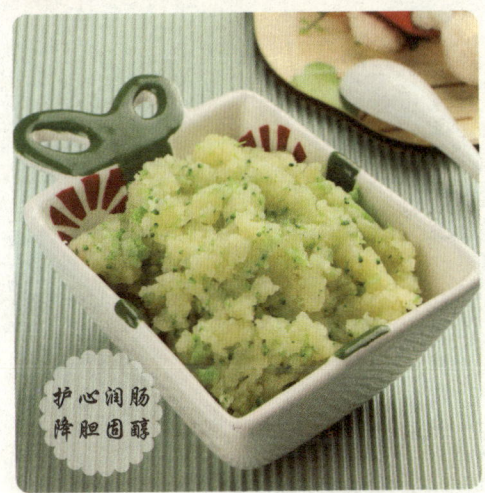

护心润肠
降胆固醇

材料：西蓝花50克，土豆180克

调料：盐少许

做法：①西蓝花洗净，向锅中注入适量清水烧开，放入西蓝花，余熟，捞出备用。②将土豆去皮洗净，切成块，装入盘中，放入烧开的蒸锅中，用中火蒸15分钟至其熟透；用刀背将土豆块压碎，再剁成泥；将西蓝花切碎，剁成末。③取一个干净的大碗，倒入土豆泥和西蓝花末，加入少许盐，拌至入味即可。

芝麻土豆丝

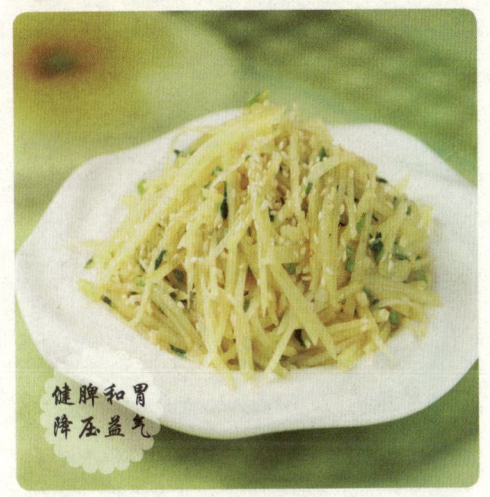

健脾和胃
降压益气

材料：土豆180克，香菜20克，熟芝麻15克

调料：盐2克，白糖3克，陈醋8毫升，食用油适量，蒜末少许

做法：①将香菜洗净切末；土豆洗净去皮，切丝，入开水中焯煮至断生，捞出。②用油起锅，放入蒜末爆香，倒入土豆丝，翻炒匀，淋入适量陈醋，再加入少许盐、白糖，炒匀，撒上香菜末，炒至食材散发出香味，撒上熟芝麻即可。

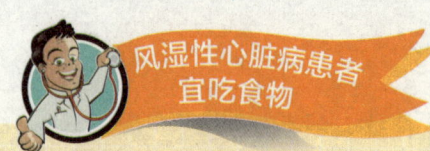

风湿性心脏病患者宜吃食物

香蕉

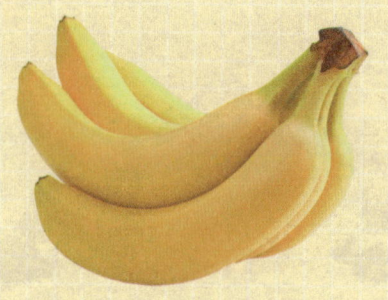

香蕉具有润肠、消炎、降压的功效,能够预防体内胆固醇沉积,从而起到降低血压、保持血管通畅的作用。香蕉含有丰富的维生素,其中B族维生素和维生素C对于预防风湿性心脏病有很好的疗效。

冰糖蒸香蕉

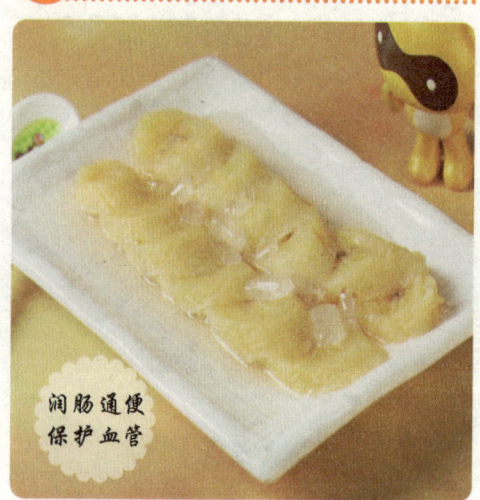

润肠通便 保护血管

材料: 香蕉200克

调料: 冰糖10克

做法: ①将香蕉剥皮,切成5厘米左右的厚片,摆入盘中。
②在摆好的香蕉上撒上一些冰糖。
③取一干净的蒸锅,加入适量清水,大火煮沸,放上蒸屉,将装有香蕉的盘子放入蒸锅,大火蒸5分钟,取出即可。

香蕉猕猴桃汁

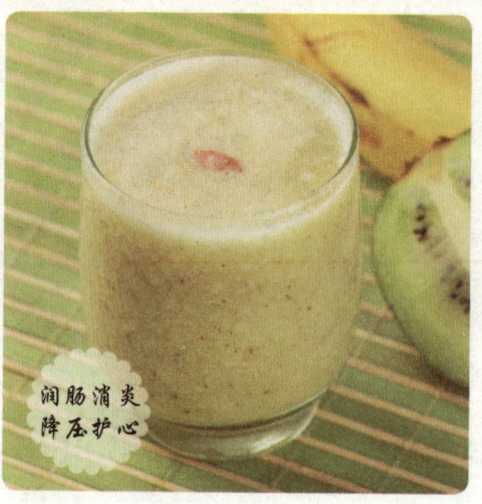

润肠消炎 降压护心

材料: 香蕉120克,猕猴桃90克,柠檬30克

做法: ①将香蕉去皮,将果肉切成小块;柠檬洗净,切成小块;猕猴桃去皮洗净,将果肉切成块,备用。
②取榨汁机,选择"搅拌"刀座组合,倒入切好的水果,加入适量纯净水,盖上盖,选择"榨汁"功能,榨取果汁。
③揭开盖,将榨好的果汁倒入杯中即可。

风湿性心脏病患者宜吃食物

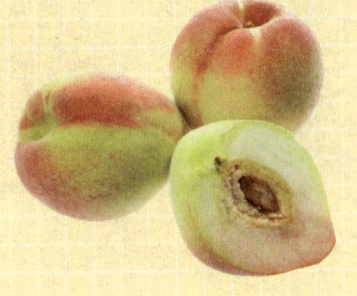

桃子

桃子性温，味甘、酸，富含β-胡萝卜素、有机酸和纤维素，能够保持血管畅通，增强抵抗力，对于风湿性心脏病具有很好的预防效果。

鲜桃汁

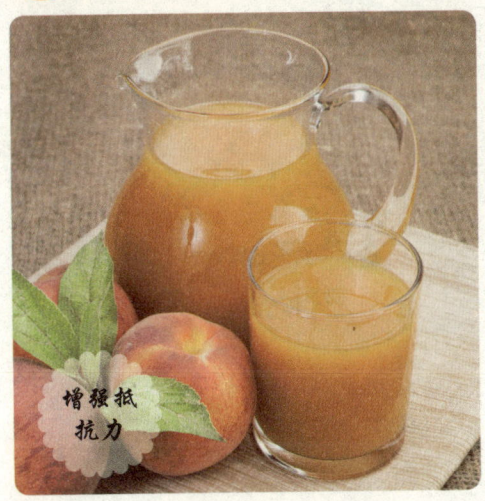

增强抵抗力

材料：水蜜桃200克

做法：①将水蜜桃洗净，去核，切成小块，备用。
②取榨汁机，选择"搅拌"刀座组合，倒入切好的水果，加入适量纯净水，盖上盖，选择"榨汁"功能，榨取果汁。
③揭开盖，将榨好的果汁倒入杯中即可。

燕麦鲜桃酸奶

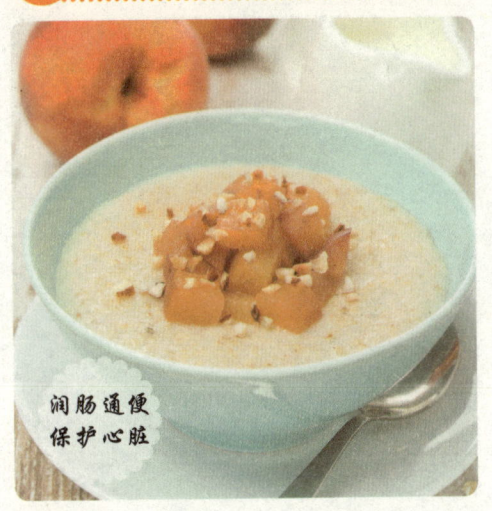

润肠通便 保护心脏

材料：水蜜桃100克，酸奶100克，燕麦50克

调料：蜂蜜少许

做法：①将水蜜桃洗净，去核去皮，切成小块，备用。
②将酸奶倒入碗中，加入燕麦片和蜂蜜搅拌均匀，再加入切好的水蜜桃，即可食用。

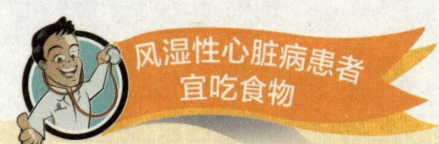

风湿性心脏病患者宜吃食物

橘子

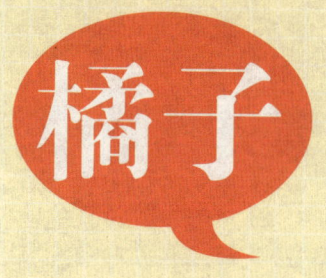

橘 子中富含多种维生素，包括胡萝卜素、B族维生素、维生素C，能够有效地保护血管，增强血管弹性，预防风湿性心脏病。

橘子汁

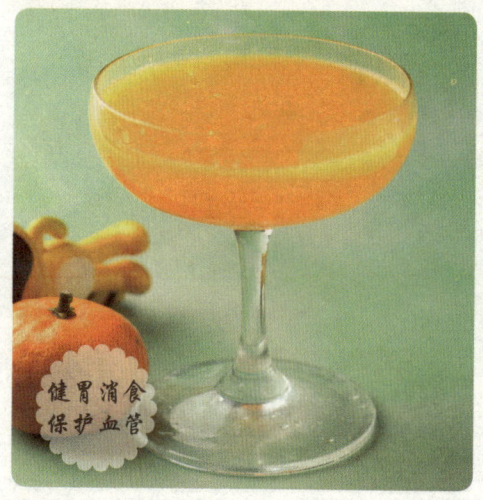

健胃消食 保护血管

材料：橘子200克

做法：①将橘子去皮，洗净，切成小块。
②取榨汁机，选择"搅拌"刀座组合，倒入切好的水果，加入适量纯净水。
③盖上盖子，选择"榨汁"功能，榨取果汁。
④揭开盖，将榨好的果汁倒入杯中即可。

橘子豌豆炒玉米

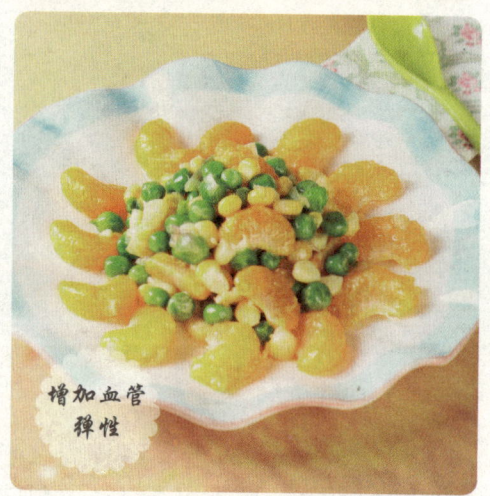

增加血管弹性

材料：橘子150克，豌豆100克，鲜玉米粒100克

调料：食用油适量，盐少许

做法：①将橘子去皮，剥成瓣，洗净；豌豆和玉米粒洗净后加入开水中焯煮至断生，捞出备用。
②用油起锅，放入豌豆和玉米粒翻炒，再加入橘子瓣翻炒片刻，加适量盐，翻炒均匀后盛出即可。

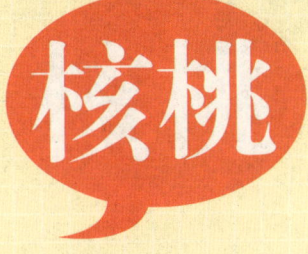

风湿性心脏病患者宜吃食物

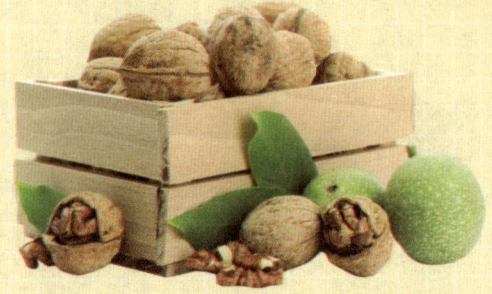

核桃

核桃富含对心脏有益的氨基酸和不饱和脂肪酸，能有效降低患心脏病的风险，对于风湿性心脏病有一定的预防作用。

核桃枸杞粥

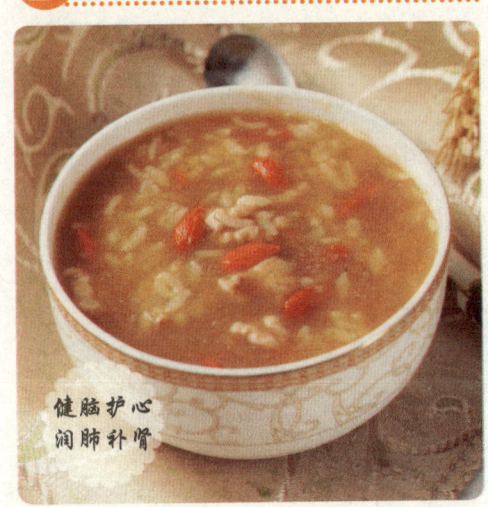

健脑护心
润肺补肾

材料：核桃仁30克，枸杞8克，水发大米150克

调料：红糖20克

做法：①将枸杞、大米洗净，向锅中注入适量清水烧开；倒入洗净的大米，放入洗好的核桃仁，用小火煮约30分钟至食材熟软。
②揭开盖，放入枸杞，搅拌均匀；再盖上盖，煮10分钟至食材熟透；揭盖，放入红糖搅拌均匀，煮至溶化即可。

核桃燕麦豆浆

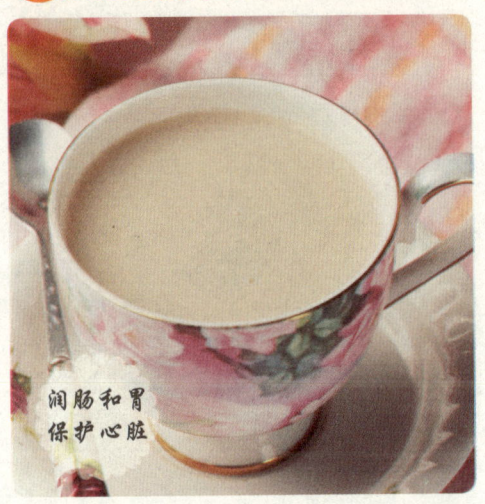

润肠和胃
保护心脏

材料：燕麦60克，核桃30克，黄豆100克

调料：白糖适量

做法：①将已浸泡8小时的黄豆倒入碗中，加入清水搓洗干净；核桃去壳。
②将黄豆、燕麦、核桃倒入豆浆机中，注入适量清水至水位线，打浆。
③把煮好的豆浆倒入滤网，用汤匙搅拌，滤取豆浆，倒入碗中，放入白糖，搅拌均匀至其溶化即可。

风湿性心脏病患者宜吃食物

猪瘦肉

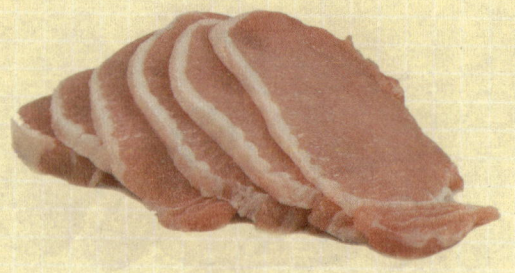

猪 瘦肉中的脂肪较少，蛋白质含量高，食用猪瘦肉既不用担心会堵塞血管，又能够补充蛋白质。猪瘦肉中还含有B族维生素，适合风湿性心脏病患者食用。

核桃瘦肉汤

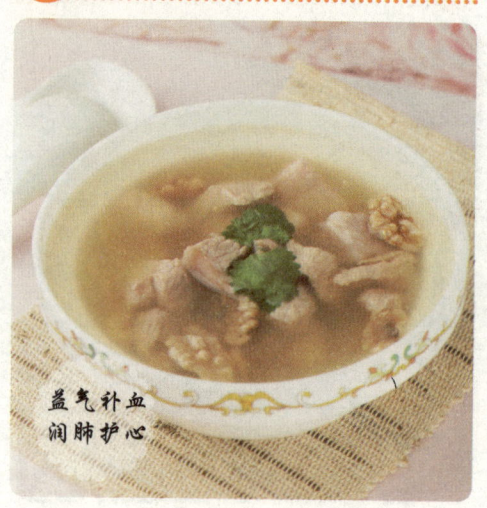

益气补血
润肺护心

材料：核桃仁50克，猪瘦肉300克

调料：盐2克，鸡粉2克，料酒10毫升

做法：①将猪瘦肉洗净，切成丁。
②向砂锅中注入适量清水，烧开，倒入洗好的核桃仁，放入瘦肉丁，搅拌均匀，淋入适量料酒，烧开后用小火炖1小时，至食材熟透。
③放入少许盐、鸡粉，搅拌片刻，至食材入味，盛出汤料，装入碗中即可。

秋葵炒肉片

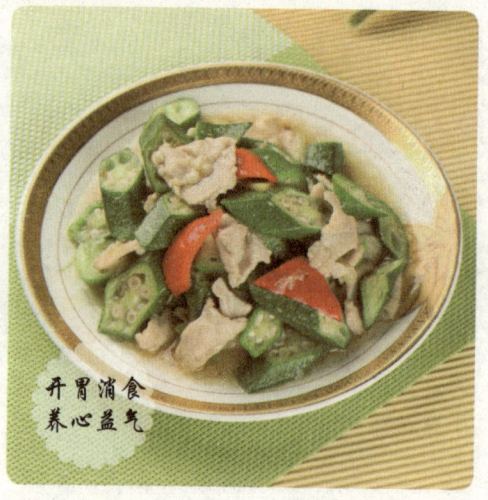

开胃消食
养心益气

材料：秋葵180克，猪瘦肉150克，红椒30克

调料：食用油适量，盐2克，生抽3毫升，蒜末少许

做法：①将红椒洗净切小块；秋葵洗净切成段；猪瘦肉洗净切片，装入碗中，加入调味料，腌渍10分钟；锅中注水烧开，倒入秋葵，煮至断生，捞出。
②起锅烧油，将蒜末爆香，倒入肉片，炒匀，加入秋葵、红椒、生抽、盐炒匀即可。

风湿性心脏病患者宜吃食物

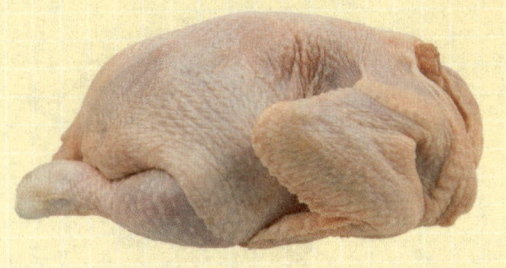

鸡肉

鸡肉中的脂肪大多数是不饱和脂肪酸,且含有大量的蛋白质。经常食用鸡肉既不用担心会堵塞血管,又能够补充蛋白质,因此,鸡肉非常适合风湿性心脏病患者食用。

爽口鸡肉

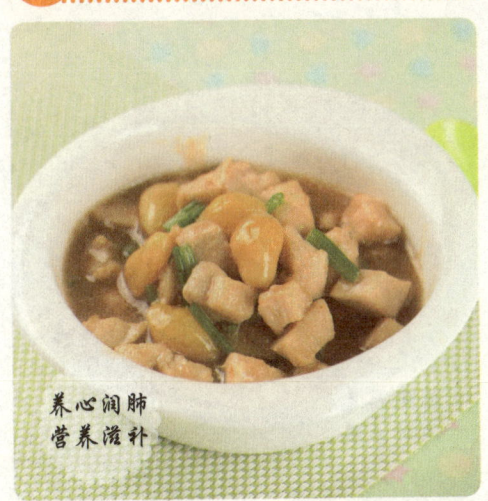

养心润肺
营养滋补

材料：鸡胸肉70克,白果30克,菠菜15克

调料：盐3克,鸡粉2克,老抽、食用油各适量,姜末、蒜末、葱末各少许

做法：①将菠菜洗净,切段；鸡胸肉洗净,切丁,加入调味料,腌渍入味；白果洗净,焯烫至熟软,捞出备用。
②用油起锅,倒入鸡肉丁,下入姜、蒜、葱；炒至七成熟,倒入白果,下入菠菜,加入调味料调味即可。

鸡肉木耳粥

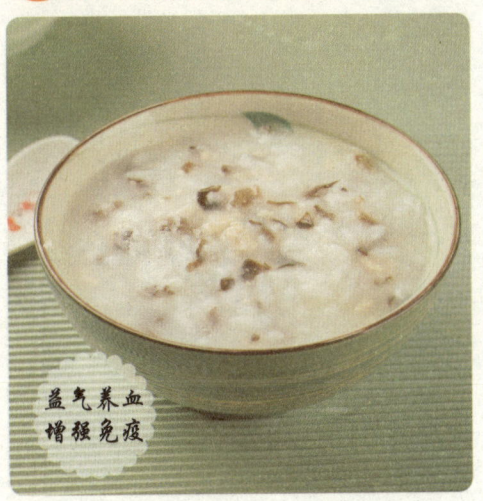

益气养血
增强免疫

材料：鸡胸肉30克,水发木耳20克,米饭180克

做法：①将鸡胸肉洗净,切碎,剁成肉末；把木耳洗净,切碎。
②向锅中加入适量清水,倒入适量米饭,拌匀,用小火煮20分钟至米饭煮烂即可。
③倒入鸡肉末,再放入木耳,拌匀,用小火煮5分钟,至食材熟透即可。

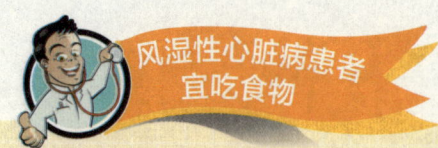

风湿性心脏病患者宜吃食物

鸭肉

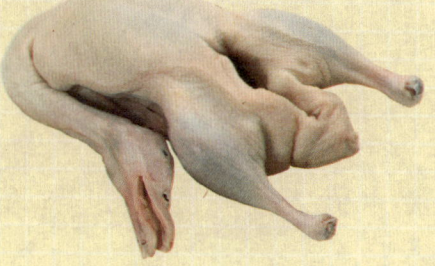

鸭肉不仅脂肪含量低,且所含脂肪主要是不饱和脂肪酸,能起到保护心脏的作用。鸭肉还富含蛋白质和维生素E,非常适合风湿性心脏病患者食用。

黄豆山药鸭肉汤

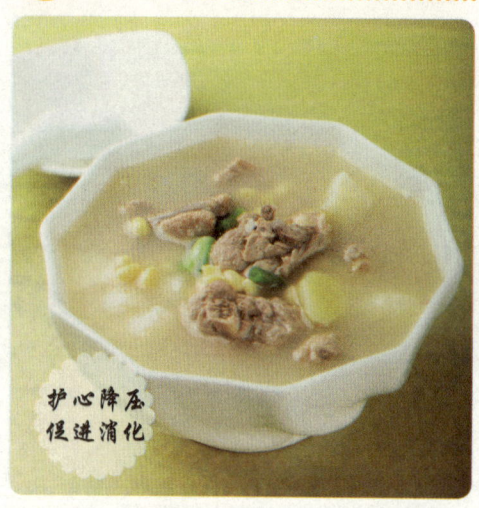

护心降压 促进消化

材料:鸭肉块500克,山药110克,水发黄豆120克

调料:料酒、盐、鸡粉、姜片各适量

做法:①将山药洗净,去皮,切成小块;鸭块洗净,并焯去血水,捞出待用。②向砂锅中注入适量清水烧开,倒入洗净的黄豆和山药,放入鸭块,撒上姜片,淋入适量料酒,烧开后用小火炖40分钟,至食材熟透。③加入少许盐、鸡粉,拌匀调味即可。

白芍鸭肉烧冬瓜

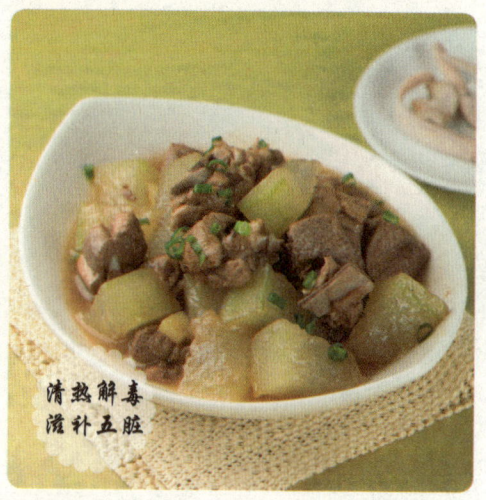

清热解毒 滋补五脏

材料:冬瓜300克,鸭肉400克,白芍8克

调料:料酒18毫升,生抽、盐、水淀粉、食用油各适量,姜片、葱花各少许

做法:①将冬瓜洗净,去皮,切块;鸭肉洗净,切块余烫;白芍加水煎成药汁。②起锅烧油,放入姜片爆香,倒入鸭块,加入料酒、生抽,炒匀,倒入药汁、冬瓜,烧开后用小火焖至熟,大火收汁,放入盐调味,撒上葱花即可。

风湿性心脏病患者宜吃食物

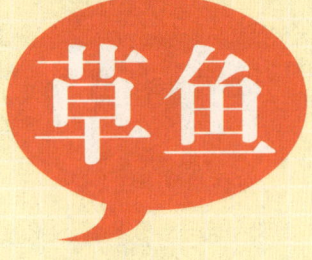

草鱼

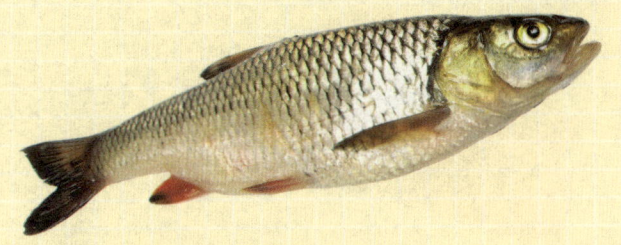

草鱼性温、味甘，含有多种营养物质。草鱼中含有丰富的不饱和脂肪酸，能降低胆固醇水平。经常食用草鱼可以预防风湿性心脏病。

茶树菇草鱼汤

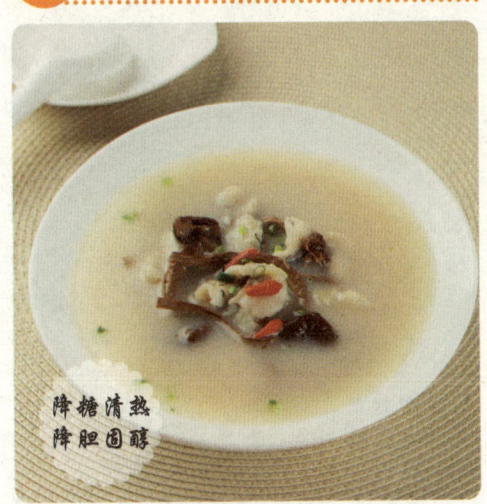

降糖清热
降胆固醇

材料：茶树菇90克，草鱼肉200克

调料：盐3克，料酒、水淀粉各适量，姜片、葱花各少许

做法：①将茶树菇洗净，切去老茎，入开水焯煮至断生，捞出；草鱼肉洗净切成片，加入调味料，腌渍10分钟。②向锅中倒入适量清水烧开，倒入茶树菇、姜片，加入盐，搅拌均匀，用大火煮沸，放入鱼片，煮至鱼片变色，最后撒入葱花即可。

清蒸冬瓜鱼片

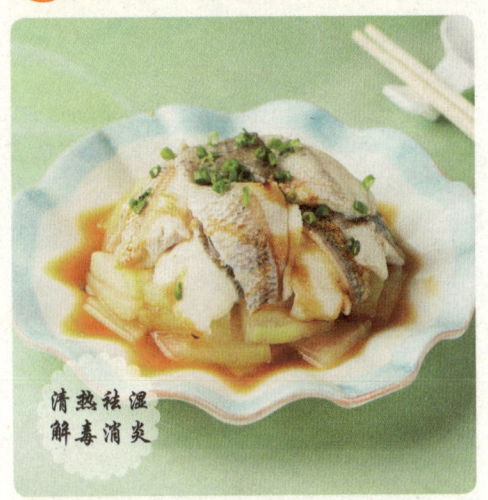

清热祛湿
解毒消炎

材料：冬瓜400克，草鱼肉300克

调料：盐2克，鸡粉2克，胡椒粉少许，生粉、香油、蒸鱼豉油各适量，姜片、葱花各少许

做法：①将冬瓜洗净，去皮，切片；草鱼肉洗净，切片，加入调味料，拌匀。②把鱼片摆入碗底，放上冬瓜片，再放上姜片，放入烧开的蒸锅中，用中火蒸至熟透，取出蒸熟的食材倒扣入盘里，撒上葱花，浇上蒸鱼豉油即可。

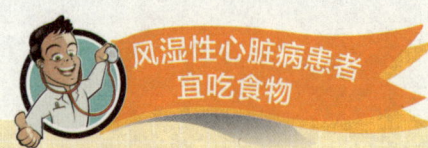

风湿性心脏病患者宜吃食物

三文鱼

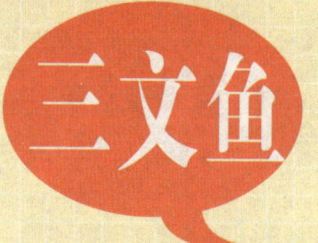

三文鱼中含有大量不饱和脂肪酸和蛋白质,其中ω-3脂肪酸含量较高,能增加血液中"好"的胆固醇含量,协助清除"坏"的胆固醇。三文鱼是风湿性心脏病患者的食疗佳品之一。

蔬菜三文鱼粥

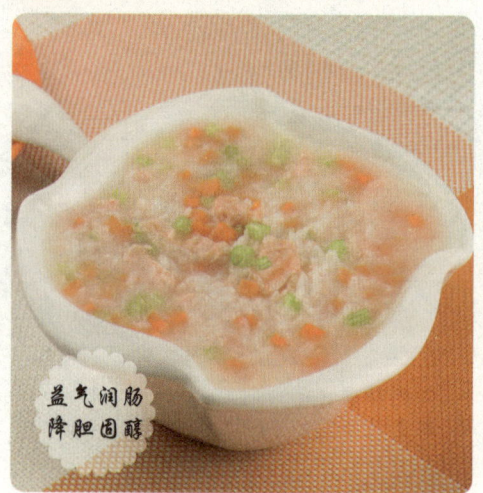

益气润肠 降胆固醇

材料: 三文鱼120克,水发大米100克,胡萝卜50克,芹菜20克

调料: 盐、水淀粉、食用油各适量

做法: ①将大米洗净;将芹菜和胡萝卜分别洗净,切成粒;将三文鱼洗净,切成片,加入调味料,腌渍15分钟至入味。②向砂锅内注入适量清水烧开,倒入大米,加食用油,慢火煲至熟透;倒入胡萝卜粒,煮至软烂;加入三文鱼、芹菜,煮沸;加适量盐,拌匀调味即可。

三文鱼豆腐汤

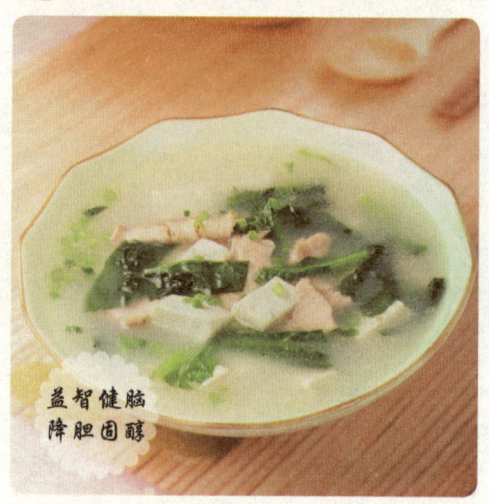

益智健脑 降胆固醇

材料: 三文鱼100克,豆腐240克,莴笋叶100克

调料: 盐3克,食用油适量,姜片、葱花各少许

做法: ①将莴笋叶洗净,切段;豆腐洗净,切成小方块。将三文鱼洗净,切成片,装入碗中,加入调味料,腌渍10分钟。②向锅中注入适量清水烧开,加入油、盐,放入豆腐、姜片,倒入莴笋叶、三文鱼,煮至熟透,再撒上葱花即可。

Part 4
肺源性心脏病

肺源性心脏病简称"肺心病",主要是由于支气管-肺组织或肺动脉及其分支血管病变所致的肺动脉高压引起的心脏病。本章首先介绍了有关肺源性心脏病的症状、急救方法、病因和分类,然后介绍肺源性心脏病患者在饮食上适宜吃一些什么食物。

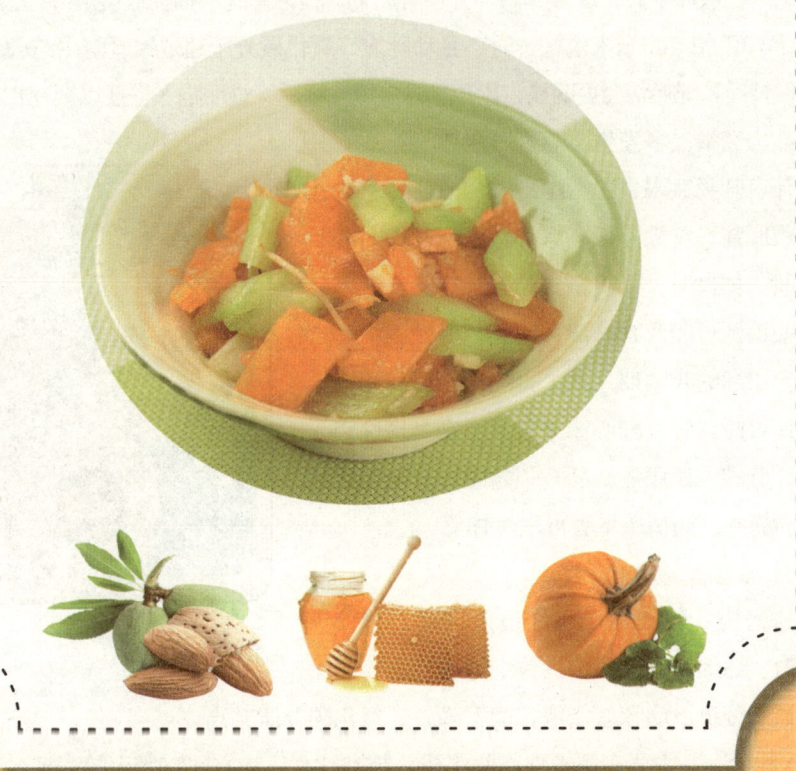

肺源性心脏病的基础知识

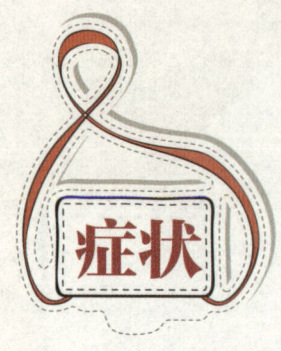

（1）功能代偿期

患者都有慢性咳嗽、咳痰或哮喘病史，逐步出现乏力、呼吸困难。体检时有明显肺气肿表现，包括桶状胸、肺部叩诊呈过度清音、肝浊音上界下降、心浊音界缩小甚至消失。听诊呼吸音低，可闻及干湿性啰音，心音轻，有时只能在剑突下处听到。肺动脉瓣区第二心音亢

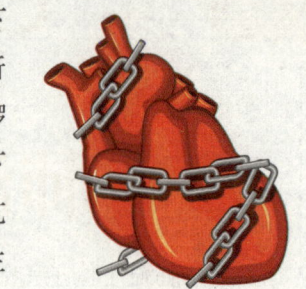

进，上腹部剑突下有明显心脏搏动，是病变累及心脏的主要表现。颈静脉可有轻度怒张，但静脉压并不明显升高。

（2）功能失代偿期

肺组织损害严重引起缺氧、二氧化碳潴留，可导致呼吸衰竭和（或）心力衰竭。

①呼吸衰竭。缺氧早期主要表现为头晕、心悸和胸闷等症状，随着病变进一步发展会出现低氧血症和高碳酸血症，可出现各种精神神经障碍症状，称为"肺性脑病"，表现为头痛、头胀、烦躁不安、语言障碍，并伴有幻觉、精神错乱、抽搐或震颤等。当动脉血氧分压低于3.3千帕（25毫米汞柱）时，且动脉血二氧化碳分压超过9.3千帕（70毫米汞柱）时，中枢神经系统症状会更明显，出现神志淡漠、嗜睡，进而陷入昏迷以至死亡。

②心力衰竭。多发生于急性呼吸道感染后，因此常伴有呼吸衰竭，患者出现气喘、心悸、少尿、上腹胀痛、食欲不振、恶心甚至呕吐等右心衰竭症状。体检时，可观察到颈静脉怒张、心率增快、心前区可闻及奔马律，或有相对性三尖瓣关闭不全引起的收缩期杂音（可随病情好转而消失）。还可能出现各种心律失常，特别是房性心律失常，肝肿大伴压痛，肝—颈静脉回流征呈阳性水肿和腹水，病情严重者可发生休克。

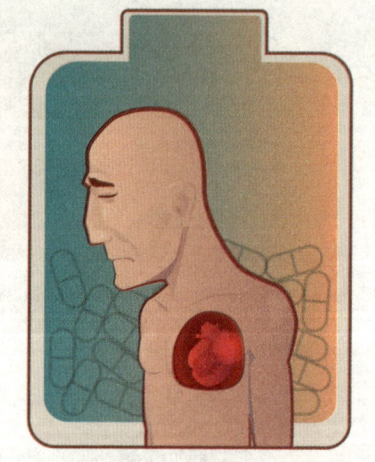

（3）实验室检查

①血常规：红细胞及血红蛋白增高，若伴有感染时，白细胞总数和中性粒细胞会升高。

②血气分析：动脉血氧饱和度下降，二氧化碳分压升高。

③X线检查：主要有原发性胸肺疾患、肺动脉高压和右心室肥大的表现。

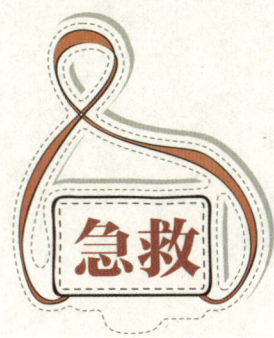

① 控制呼吸道感染，应选择有效的抗菌药物。

② 卧床休息，取半卧位或端坐位，双下肢下垂，以减轻心脏负担。

③ 选择高热量、富含维生素及易消化的食物。

④ 烦躁不安时，可口服或肌注地西泮10毫克。

⑤ 休克患者应采取平卧位，头稍低，注意保暖，保持呼吸道通畅。

⑥ 经上述紧急处理后，速送医院抢救。

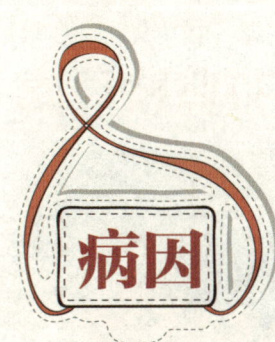

(1) 支气管、肺疾病

以慢支并发阻塞性肺气肿最为常见，其次为支气管哮喘、支气管扩张、重症肺结核、尘肺、慢性弥漫性肺间质病、结节病、过敏性肺泡炎、嗜酸性肉芽肿等。

(2) 胸廓运动障碍性疾病

严重的脊椎后、侧凸、脊椎骨关节病、类风湿性关节炎、胸膜广泛粘连及胸廓形成术后造成的严重胸廓或脊椎畸形，以及神经肌肉疾患如脊髓灰质炎。

(3) 肺血管疾病

累及肺动脉的过敏性肉芽肿病、广泛或反复发生的多发性肺小动脉栓塞及肺小动脉炎，以及原因不明的原发性肺动脉高压症，进而发展成肺源性心脏病。

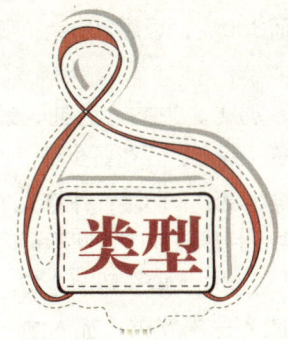

主要分为两大类型，即急性肺源性心脏病和慢性肺源性心脏病。

(1) 急性肺源性心脏病：由于来自静脉系统或右心室的栓子脱落进入肺循环，造成肺动脉主干或其分支的广泛栓塞，同时并发广泛肺细小动脉痉挛，使肺循环受阻，肺动脉压急剧升高，引起右心室扩张和右心衰竭的心脏病。

(2) 慢性肺源性心脏病：由于肺、胸廓或肺动脉血管慢性病变所致的肺循环阻力增加、肺动脉高压，进而使右心室肥厚、扩大，甚至发生右心衰竭。

肺源性心脏病患者宜吃食物

芥蓝

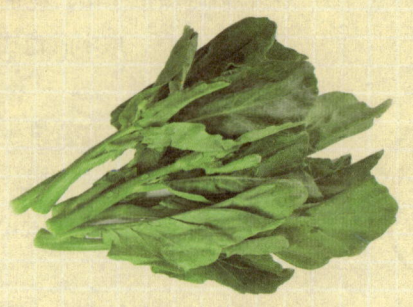

芥蓝性平、味甘,归肝经,具有化痰解毒、降低胆固醇、软化血管、预防心脏病的作用。芥蓝中含有丰富的硫代葡萄糖苷,其降解产物萝卜硫素能够清除肺部细菌,因此,芥蓝非常适合肺源性心脏病患者食用。

凉拌芥蓝

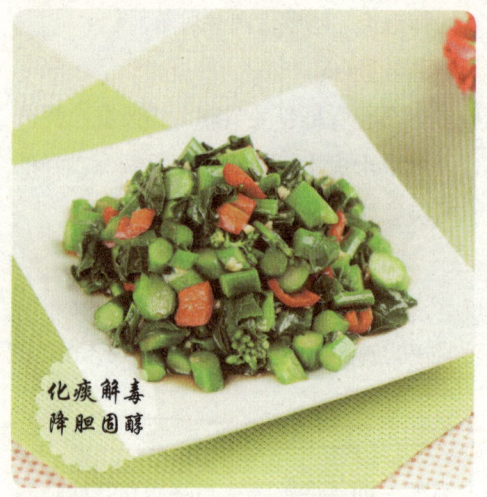

化痰解毒 降胆固醇

- **材料**:芥蓝300克,红椒50克
- **调料**:生抽3毫升,老抽2毫升,盐2克,鸡粉4克,醋2毫升,香油3毫升。
- **做法**:①将芥蓝洗净,切成小段,入开水中焯煮至断生,捞出备用;红椒洗净,切成小块。
②将芥蓝和红椒放入大碗中,加适量生抽、老抽、盐、鸡粉、醋和香油拌匀,装入盘中即可。

姜汁芥蓝烧豆腐

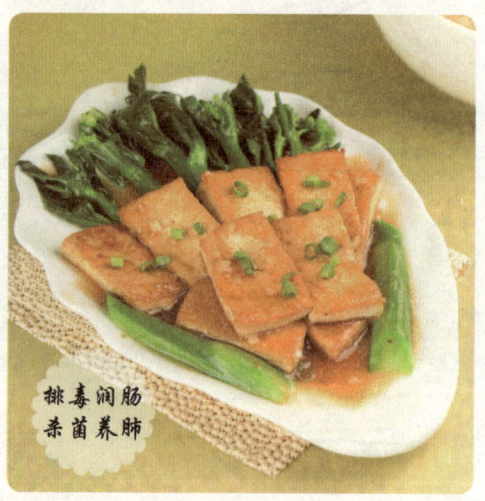

排毒润肠 杀菌养肺

- **材料**:芥蓝300克,豆腐200克,姜汁40毫升
- **调料**:盐、鸡粉、生抽、老抽、蚝油、水淀粉、油、蒜末、葱花各少许
- **做法**:①将豆腐洗净切块;芥蓝洗净切段,焯至断生,捞出放盘中,向煎锅内注油烧热,放入豆腐块,煎至两面金黄。
②用油起锅,放入蒜末爆香,加入水,放入调味料、水淀粉勾芡,把芡汁浇在豆腐和芥蓝上,撒上葱花即可。

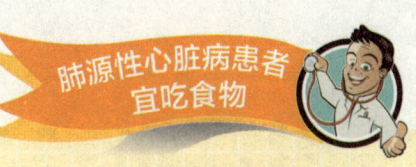

肺源性心脏病患者宜吃食物

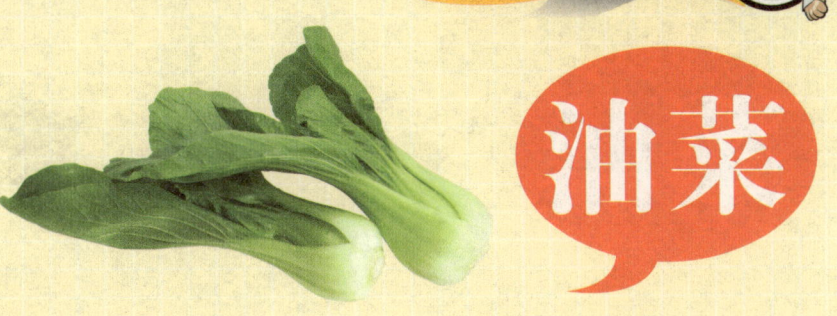

油菜性温、味辛，归肺经，具有活血化瘀、消肿解毒、促进血液循环的功效。油菜中含有丰富的胡萝卜素和维生素C，能够增强血管弹性。肺源性心脏病患者经常食用油菜，能够起到很好的预防作用。

木耳炒油菜

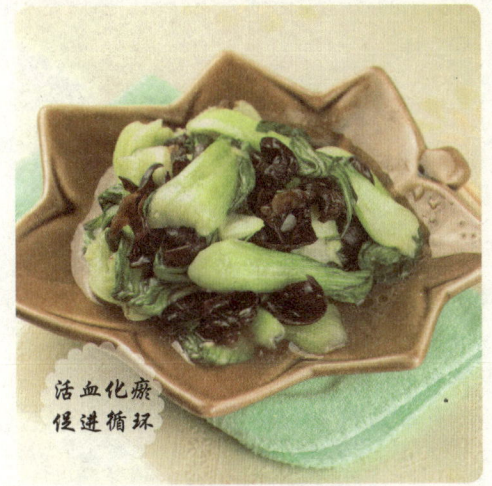

活血化瘀 促进循环

材料：油菜150克，水发木耳40克

调料：盐3克，鸡粉2克，料酒3毫升，水淀粉、食用油各适量，蒜末少许

做法：①将木耳洗净，切成小块，放入开水中焯煮至断生，捞出备用。
②用油起锅，放入蒜末爆香，倒入油菜和木耳，翻炒匀，加入适量盐、鸡粉、料酒，炒匀调味，倒入适量水淀粉，快速翻炒均匀即可。

油菜炒鸡片

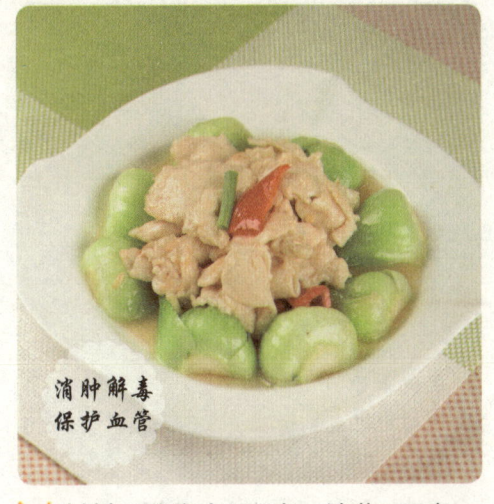

消肿解毒 保护血管

材料：鸡胸肉130克，油菜150克，红椒片30克

调料：盐3克，水淀粉、食用油各适量，姜片、鸡粉、蒜末、葱段各少许

做法：①将油菜洗净，切开，入开水焯至断生，捞出；鸡胸肉洗净，切片，加入调味料腌渍至入味。
②用油起锅，倒入姜、蒜、葱爆香，放入红椒、鸡肉片，炒匀，倒入油菜，加入鸡粉、盐，炒至食材熟透即可。

肺源性心脏病患者宜吃食物

白萝卜

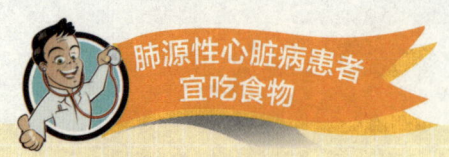

白萝卜性凉、味甘,能够消积滞、化痰清热、下气宽中、解毒。吃白萝卜不仅能够预防肺源性心脏病,还有助于降血脂、软化血管,预防高血脂、冠心病、动脉粥样硬化等疾病。

蜜蒸白萝卜

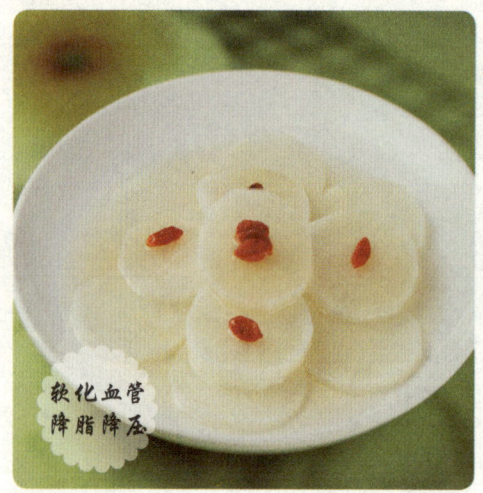

软化血管 降脂降压

材料:白萝卜350克,枸杞8克

调料:蜂蜜50克

做法:①将白萝卜洗净,去皮,切成片,备用;取一个干净的蒸盘,放上切好的白萝卜,摆好,再撒上洗净的枸杞,待用。
②蒸锅加水烧开,放入装有白萝卜的蒸盘,用大火蒸约5分钟,至白萝卜熟透。
③取出萝卜片,趁热浇上蜂蜜即可。

白萝卜海带汤

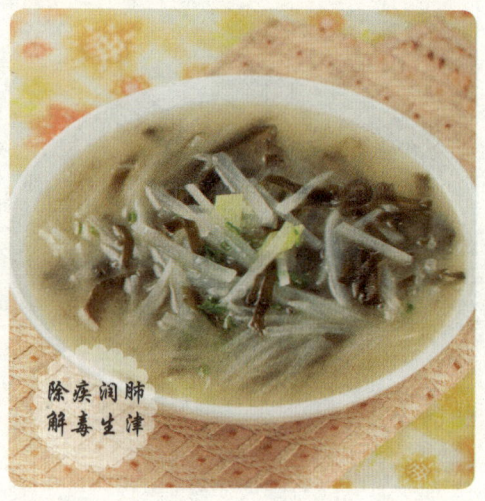

除痰润肺 解毒生津

材料:白萝卜200克,海带180克

调料:盐2克,鸡粉2克,食用油适量,姜片、葱花各少许

做法:①将白萝卜洗净,去皮,切成丝;海带洗净,切成丝。
②用油起锅,放入姜片爆香,倒入白萝卜丝,炒匀,注入适量清水,烧开后煮3分钟至熟。
③倒入海带,拌匀,放入适量盐、鸡粉,用勺搅匀,煮沸,最后撒上葱花即可。

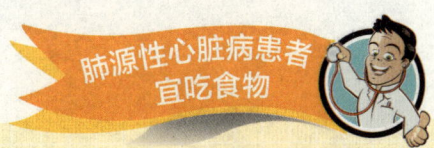

肺源性心脏病患者宜吃食物

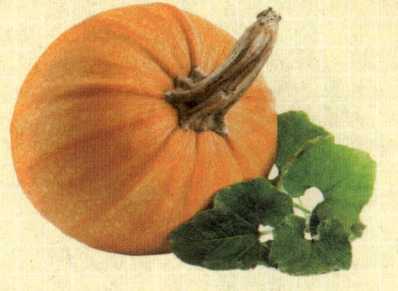

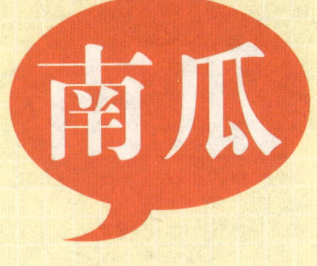

南瓜

南瓜性温、味甘，具有润肺益气、止咳化痰、消炎止痛的功效，肺源性心脏病患者经常食用能够起到很好的预防作用。

南瓜小米糊

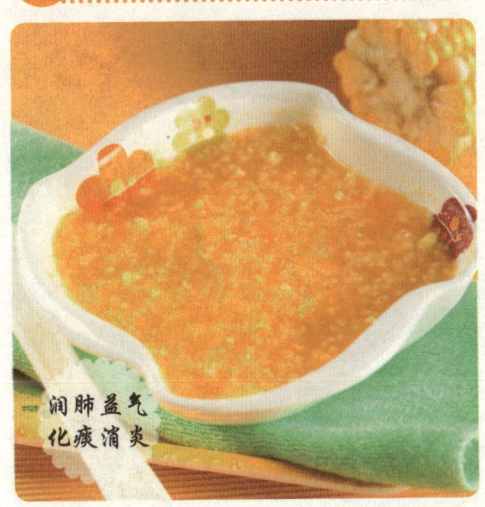

润肺益气
化痰消炎

材料：南瓜160克，小米100克，蛋黄末少许

做法：①将小米洗净；南瓜去皮洗净切片，摆放在蒸盘中；蒸锅加水烧沸，放入蒸盘，用中火蒸约15分钟至南瓜变软，取出，晾凉，制成南瓜泥，待用。
②向汤锅中注入适量清水烧开，倒入小米，煮沸后用小火煮约30分钟至小米熟透，倒入南瓜泥，搅散，拌匀，撒上蛋黄末，续煮片刻至粥沸即可。

西芹炒南瓜

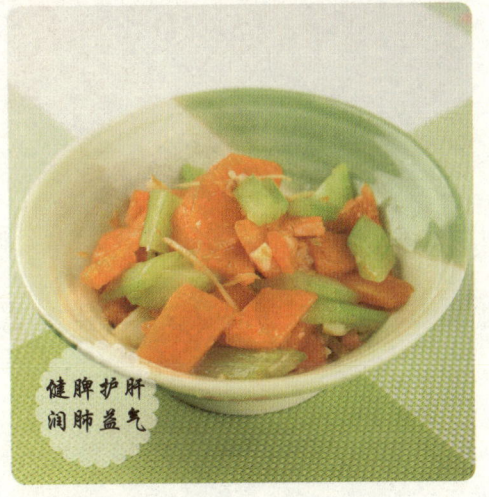

健脾护肝
润肺益气

材料：南瓜200克，西芹60克
调料：盐、水淀粉、食用油各适量，蒜末、姜丝、葱末各少许

做法：①将西芹洗净，切成小块；南瓜洗净，切成片。
②向锅中倒入适量清水烧开，倒入南瓜，煮至五成熟；将西芹放入锅中，煮至断生，捞出食材，用油起锅，倒入蒜、姜、葱爆香；倒入南瓜和西芹，加入盐、水淀粉，炒至食材入味即可。

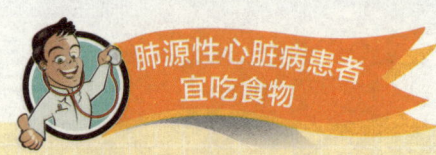

肺源性心脏病患者宜吃食物

百合

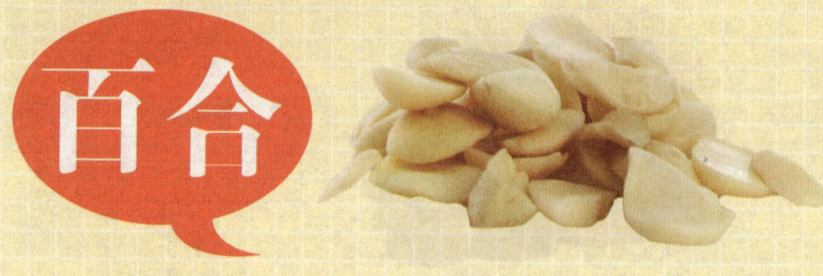

百合性微寒，归心、肺经，具有清心润肺的功效，可以止咳、止血、开胃、安神，适合肺源性心脏病患者食用。

木耳炒百合

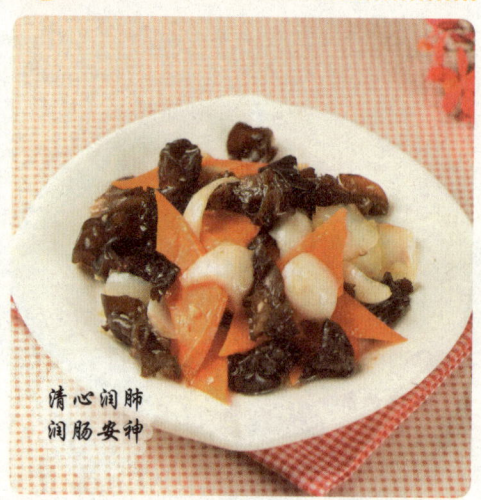

清心润肺
润肠安神

材料：水发木耳50克，鲜百合40克，胡萝卜70克

调料：盐、鸡粉、料酒、生抽、水淀粉、食用油各适量，姜片、蒜末、葱段各少许

做法：①将胡萝卜洗净，去皮切片，木耳洗净，切小块，下入开水中焯煮断生。②用油起锅，放入姜、蒜、葱爆香；倒入百合，淋入料酒，倒入食材，炒至熟，转小火，加入调味料，用水淀粉勾芡即可。

百合红枣桂圆茶

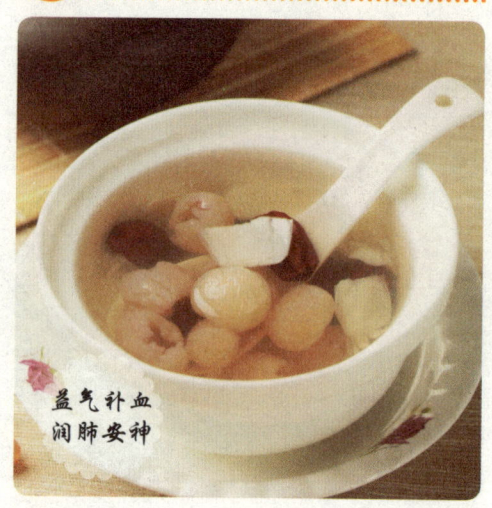

益气补血
润肺安神

材料：百合8克，红枣10克，桂圆10克

做法：①将百合洗净；红枣去核洗净；桂圆洗净，取一个干净的茶杯，放入备好的药材。
②注入适量开水，至八九分满。盖上盖，浸泡约5分钟，使其析出有效成分。
③揭盖，趁热饮用即可。

肺源性心脏病患者
宜吃食物

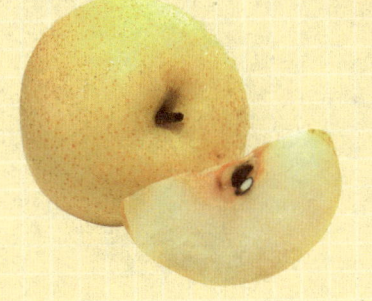
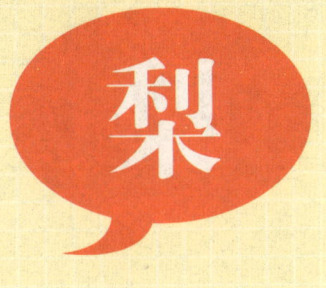

梨 性寒，味甘、微酸，归肺、胃经，有止咳化痰、清热降火、养血生津、润肺去燥、润五脏、镇静安神等功效，特别适合肺源性心脏病患者食用。

川贝百合炖雪梨

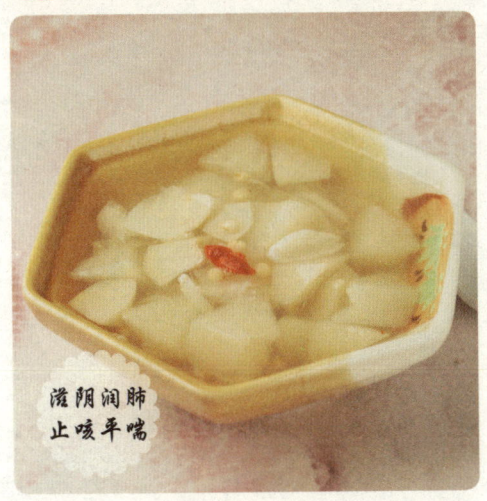

滋阴润肺
止咳平喘

材料：川贝20克，雪梨200克，冰糖30克，百合40克

调料：冰糖20克

做法：①将雪梨洗净，去皮，切成小块；川贝、百合分别洗净。
②向锅中注入适量清水，烧开，倒入雪梨块、川贝、百合，搅拌均匀，烧开后用小火煮15分钟，至食材熟透。
③揭开盖，倒入冰糖拌匀，略煮片刻，至冰糖溶化即可。

雪梨炒鸡片

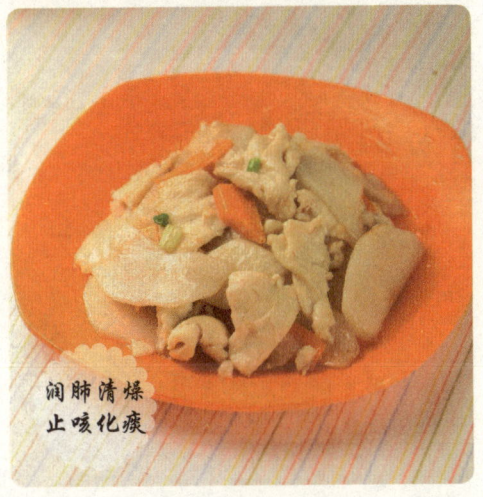

润肺清燥
止咳化痰

材料：雪梨90克，胡萝卜20克，鸡胸肉85克

调料：盐3克，鸡粉2克，水淀粉、食用油各适量，姜末、蒜末、葱末各少许

做法：①将雪梨、胡萝卜洗净去皮切片；鸡胸肉洗净切片，加调味料腌渍入味。
②向锅中注入适量清水烧开，放入胡萝卜、雪梨煮至断生后捞出；用油起锅，倒入鸡肉片，放入姜、蒜、葱翻炒，倒入余下食材，加盐、鸡粉翻炒至熟即可。

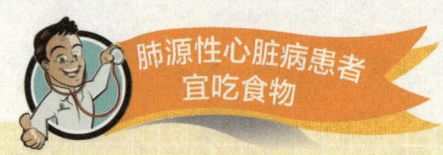

肺源性心脏病患者宜吃食物

银耳

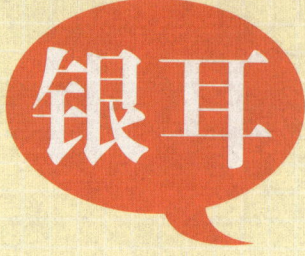

银耳性平、味甘，能够滋补生津、润肺养胃，主要用于辅助治疗虚劳、咳嗽、痰中带血、津少口渴、病后体虚、气短乏力等病症，非常适合肺源性心脏病患者食用。

银耳雪梨白萝卜汤

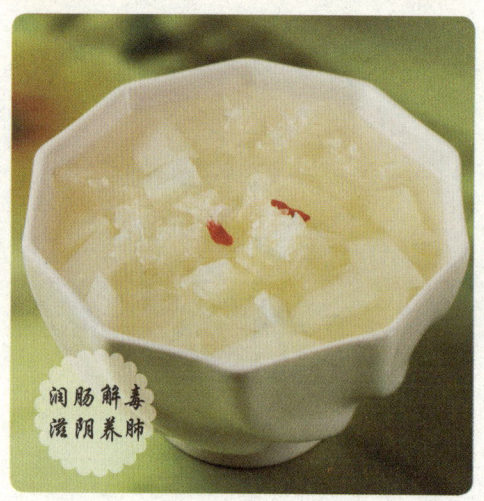

润肠解毒 滋阴养肺

材料：水发银耳120克，雪梨100克，白萝卜180克。

调料：冰糖40克。

做法：①将雪梨洗净去皮，切成小块；将白萝卜洗净，切成小块；银耳洗净，切去黄色根部，切成小块。②向砂锅中注入适量清水烧开，放入白萝卜块、雪梨块、银耳，烧开后，用小火炖30分钟，至食材熟软，放入冰糖搅拌均匀，煮5分钟，至冰糖溶化即可。

番石榴银耳枸杞糖水

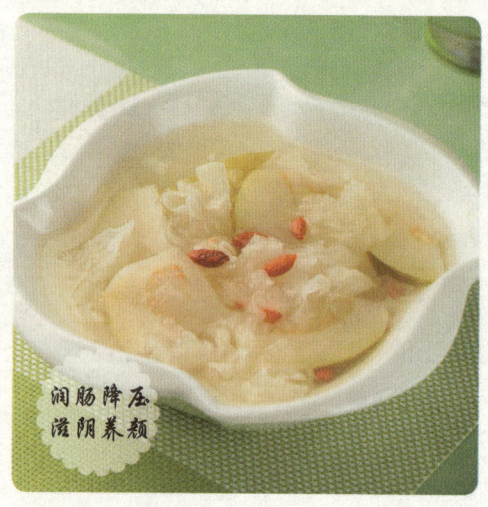

润肠降压 滋阴养颜

材料：番石榴120克，水发银耳100克，枸杞15克。

调料：冰糖40克。

做法：①将银耳洗净，切成小块；番石榴洗净，切成小块；枸杞洗净。②向砂锅中注入适量清水烧开，放入番石榴、银耳，用勺搅拌匀，改用小火煮15分钟，至食材熟软。③放入冰糖，煮至溶化，放入枸杞，搅拌均匀即可。

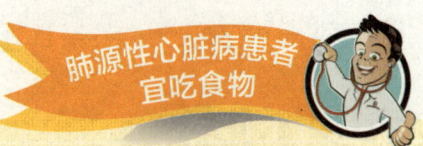

肺源性心脏病患者宜吃食物

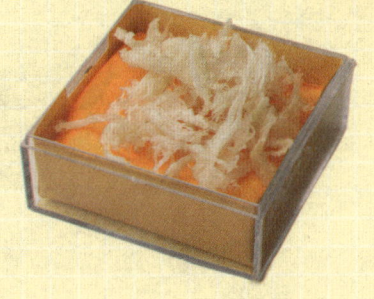

燕窝

燕窝是传统的名贵补品，具有益肾补肺、清补肺阴的功效，可以作为肺源性心脏病患者的食疗佳品。服用时可以加冰糖炖熟，也可以配百合、合欢等养肺阴的中药同服。

燕窝拌金果

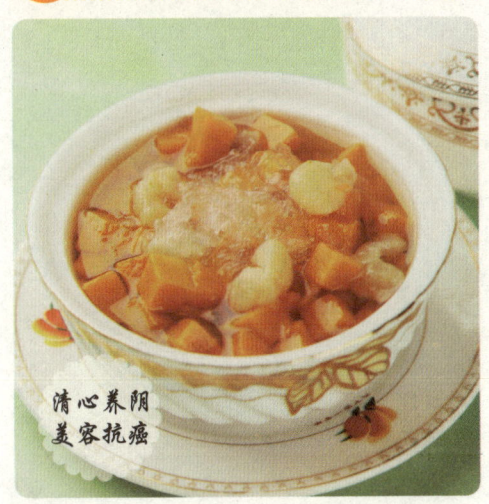

清心养阴
美容抗癌

材料：木瓜70克，水发燕窝50克，桂圆肉10克

调料：冰糖30克

做法：①将木瓜洗净去皮，切成小丁，装入碗内备用；向锅中加入约900毫升清水，将冰糖倒入锅中，煮约2分钟至其完全溶化，盛入碗中备用。
②将木瓜、洗净的桂圆肉倒入碗中，再将已泡发好的燕窝倒入碗中，剩余的糖水也盛入碗内，盛满为止，把碗放入蒸锅，用小火蒸2小时即可。

燕窝贝母梨

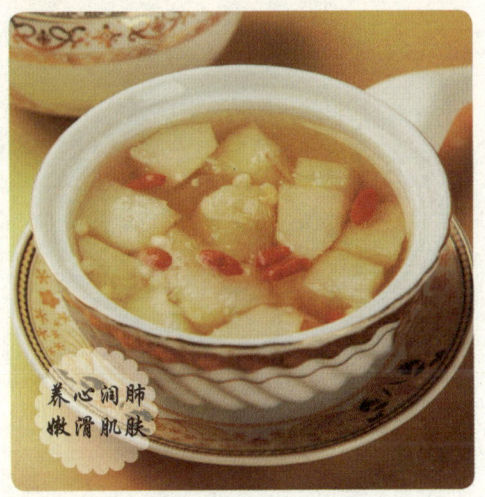

养心润肺
嫩滑肌肤

材料：水发燕窝50克，雪梨1个，川贝少许

调料：冰糖适量

做法：①将雪梨洗净，去皮，切成小块；川贝母洗净；燕窝洗净。
②将雪梨块、川贝母、冰糖放入炖盅内，加入适量清水，上蒸锅炖30分钟。
③将已泡发好的燕窝倒入炖盅中，继续炖煮20分钟即可。

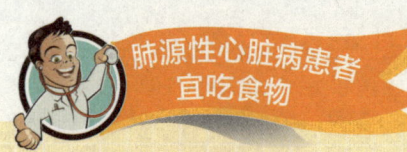

肺源性心脏病患者宜吃食物

鸭肉

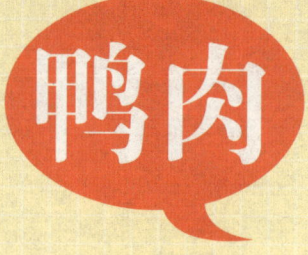

鸭肉性寒，归肺经，具有清肺解热、滋阴养胃的功效，可用于治疗咳嗽痰少、咽喉干燥等症状，对于肺源性心脏病有很好的食疗效果。

滑炒鸭丝

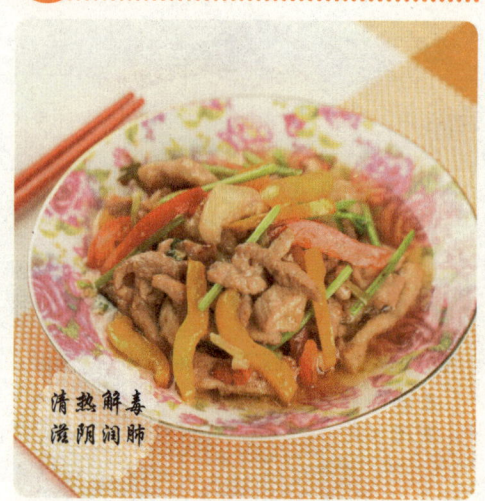

清热解毒
滋阴润肺

▽ **材料**：鸭肉160克，彩椒60克

调料：盐3克，鸡粉、生抽、水淀粉、食用油各适量，香菜梗、姜末、蒜末各少许

做法：①将彩椒洗净，切条；香菜梗洗净，切段；将鸭肉洗净，切丝，装入碗中，加入调味料，腌渍至入味。
②用油起锅，下入蒜、姜爆香，放入鸭肉丝、彩椒，炒匀，放入生抽、盐、鸡粉、水淀粉，放入香菜，炒匀即可。

青萝卜陈皮鸭汤

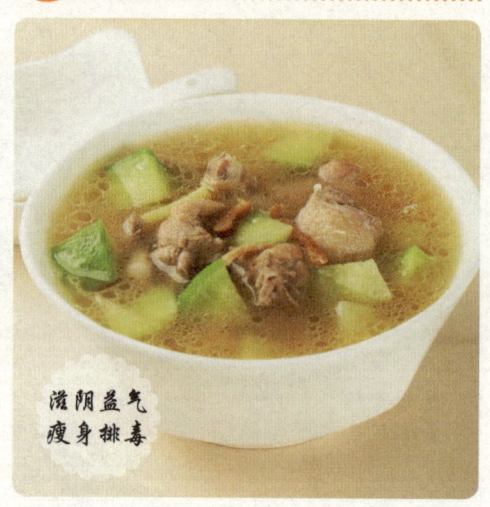

滋阴益气
瘦身排毒

▽ **材料**：青萝卜300克，鸭肉600克，陈皮适量

调料：盐、鸡粉、料酒、姜片各适量

做法：①将青萝卜洗净，去皮，切丁；鸭肉洗净，斩块，焯去血水，捞出待用。
②向砂锅中注入适量清水烧开，放入陈皮、姜片，倒入鸭块，再淋入料酒，烧开后用小火煮20分钟，倒入青萝卜，用小火再煮20分钟，放入少许盐、鸡粉，搅匀调味即可。

Part 5
心肌炎

心肌炎是指由各种原因引起的心肌炎症性病变。大部分心肌炎患者经过治疗可以获得痊愈,但是如果治疗不及时或者护理不恰当,有些心肌炎患者可能会在急性期之后发展为扩张型心肌病,可反复发生心力衰竭。本章首先为读者全面介绍有关心肌炎的一些基础知识,再介绍心肌炎患者的宜吃食物。

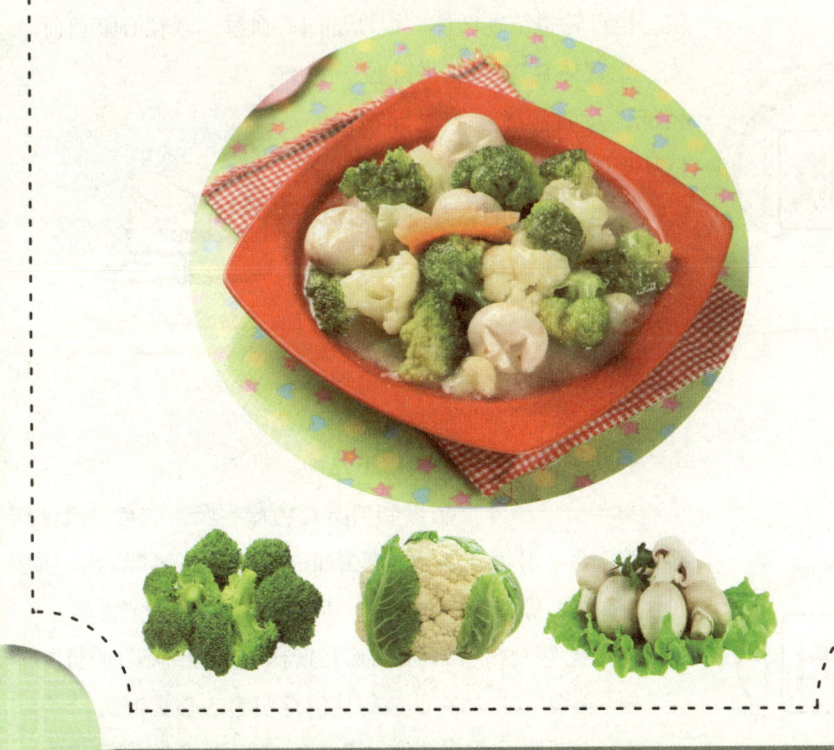

心肌炎基础知识

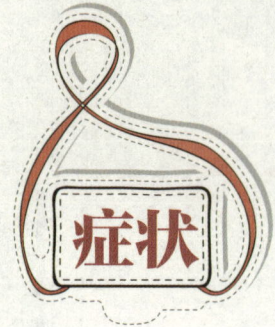

心脏受累的症状可表现为胸闷、心前区隐痛、心悸和气促等。有一些病毒性心肌炎是以一种与心脏有关或无关的突出症状为主要或首发症状的：以心律失常为主诉和首发症状；也有少数患者以突然剧烈的胸痛为主，而全身症状很轻，此类情况多见于病毒性心肌炎累及心包或胸膜者；还有少数患者以急性或严重的心功能不全症状为主；极少数患者以身痛、发热、少尿、昏厥等全身症状严重为主，心脏症状不明显。

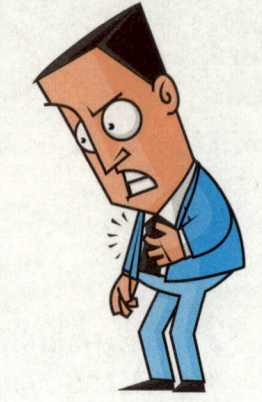

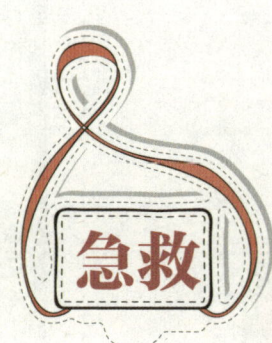

①心肌炎发作时，应取端坐位，双下肢下垂，或半卧位，也可轮番结扎肢体，以增加回心血量，减轻心脏负荷。

②有休克时应取平卧位，头稍低，及时清除口腔内异物，保持呼吸道畅通。

③当出现严重心力衰竭或休克时，应立刻将患者送医院救治。

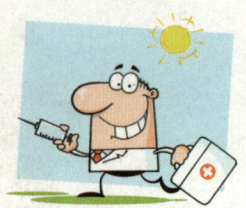

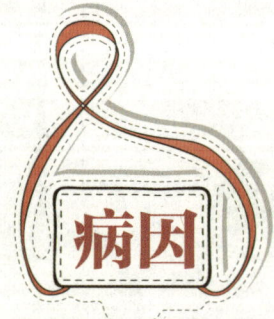

心肌炎的病因可分为以下几种：

◆**感染性因素**：病毒如柯萨奇病毒、埃柯病毒、流感病毒、腺病毒、肝炎病毒等；细菌如白喉杆菌、链球菌等；真菌如立克次体、螺旋体、原虫等。其中病毒性心肌炎最常见。

◆**自身免疫性疾病**：如系统性红斑狼疮、巨细胞性心肌炎。

◆**物理因素**：如胸部放射性治疗引起的心肌损伤。

◆**化学因素**：多种药物如抗生素、肿瘤化疗药物等引起的。

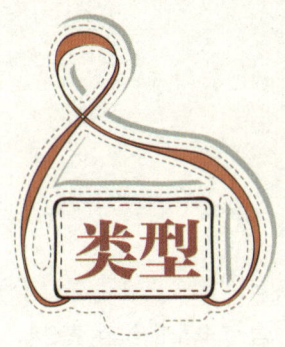

类型

(1) 病毒性心肌炎

由多种病毒感染引起，其中以柯萨奇病毒B最常见，水痘、EB病毒也可引起。儿童多见于病毒感染后直接侵袭心肌，而青少年多见于病毒感染后的自身免疫反应所致的心肌炎。

(2) 中毒性心肌炎

毒素或毒物所致的心肌炎症称为中毒性心肌炎。引起心肌损害，产生中毒性心肌炎的原因：除白喉、伤寒、菌痢等感染性疾病外毒素、内毒素对心肌损害外，还有某些生物毒素如蛇毒、毒蕈、河豚、乌头等，以及某些药物或化学物质如奎尼丁、奎宁、依米丁、锑剂、有机磷、有机汞、砷、一氧化碳、铅等也会引起中毒性心肌炎。

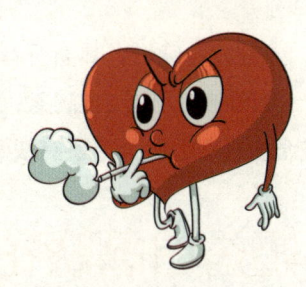

(3) 细菌性心肌炎

由细菌直接感染，或细菌产生的毒素对心肌的作用，或细菌产物所致的变态反应引起的心肌炎。

(4) 免疫反应性心肌炎

见于一些变态反应性疾病，如风湿病、类风湿性关节炎、系统性红斑狼疮、结节性多动脉炎等。其中以风湿性心肌炎最为常见。

(5) 寄生虫性心肌炎

包含由鼠弓形虫感染而引起的弓形虫性心肌炎和由原虫枯氏锥虫感染引起的恰加斯病。前者因为弓形虫侵入心肌细胞后很快繁殖，形成集合体，亦称假包囊。心肌细胞很快破裂，病原体进入周围组织。被破坏的心肌细胞周围有淋巴细胞、单核细胞浸润，愈复后有瘢痕形成。约半数患者因心力衰竭而死。后者则是引起灶状或弥散性心肌坏死，周围有淋巴细胞、单核细胞浸润。心腔扩张，心室壁（主要在心尖区）变薄，常形成室壁瘤，伴有心腔内附壁血栓形成。本病病情严重，死亡率高。

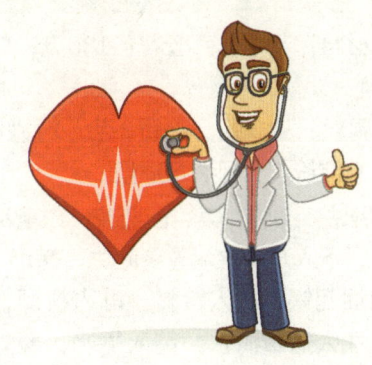

心肌炎患者宜吃食物

花菜

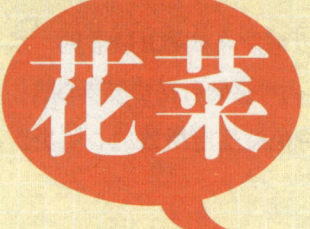

花菜性凉、味甘，具有开音、润肺、止咳的功效。花菜中含有丰富的维生素C和类黄酮，可以防止感染，阻止胆固醇氧化，防止血小板凝结成块，从而减少心脏病的危害，对心肌炎患者有很好的食疗作用。

奶香口蘑烧花菜

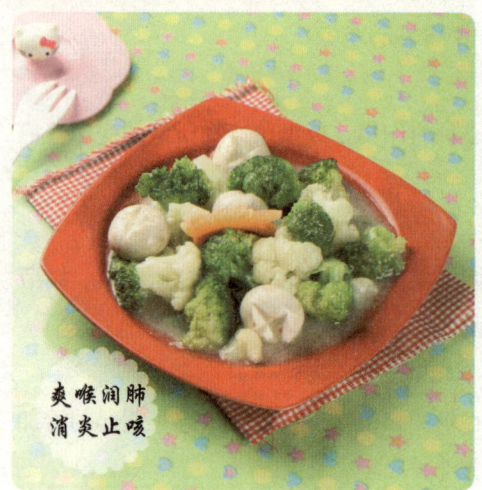

爽喉润肺
消炎止咳

材料：花菜、西蓝花各180克，口蘑100克，牛奶100毫升

调料：盐3克，鸡粉2克，料酒5毫升，水淀粉、食用油各适量

做法：①将花菜、西蓝花、口蘑洗净切好，下入开水中焯煮至断生，捞出。②用油起锅，倒入食材，淋入料酒，炒匀，注入适量清水，倒入牛奶，翻炒片刻，至全部食材熟透，转小火，加入盐、鸡粉、水淀粉，炒匀勾芡即可。

茄汁烧花菜

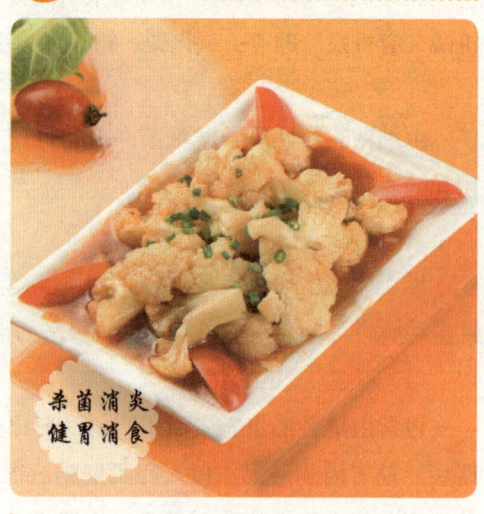

杀菌消炎
健胃消食

材料：花菜250克，圣女果25克

调料：盐3克，白糖6克，番茄酱20克，水淀粉、食用油各适量，蒜末、葱花各少许

做法：①将花菜洗净，切小朵，焯煮至断生，捞出；洗好的圣女果切成小块。②用油起锅，倒入蒜末爆香，注入适量清水，撒上白糖、盐，再淋上番茄酱搅拌片刻，倒入少许水淀粉，放入花菜、圣女果翻炒至入味，撒上葱花即可。

心肌炎患者宜吃食物

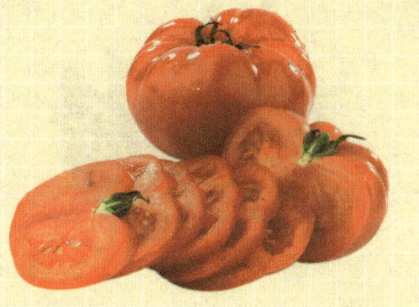

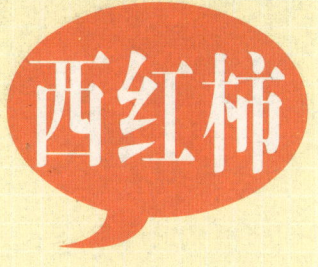

西红柿

西红柿性凉，味甘、酸，归肺、肝、胃经，具有止血降压、健胃消食、生津止渴、清热解毒、凉血平肝的功效，可治疗心肌炎引起的头晕、心悸和各种炎症。

西红柿炒洋葱

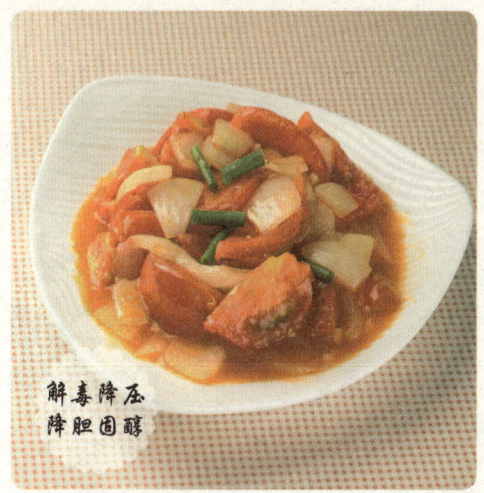

解毒降压 降胆固醇

材料： 西红柿100克，洋葱40克

调料： 盐、鸡粉、水淀粉、油各适量，蒜末、葱段各少许

做法： ①将西红柿洗净，切成小块；洋葱去皮，洗净，切成小片。
②用油起锅，倒入蒜末爆香，放入洋葱片，炒香，倒入西红柿，翻炒至其析出水分，加入少许盐，再放入适量鸡粉炒至食材断生，倒入少许水淀粉快速翻炒至食材熟软、入味，撒上葱段即可。

西红柿鸡蛋打卤面

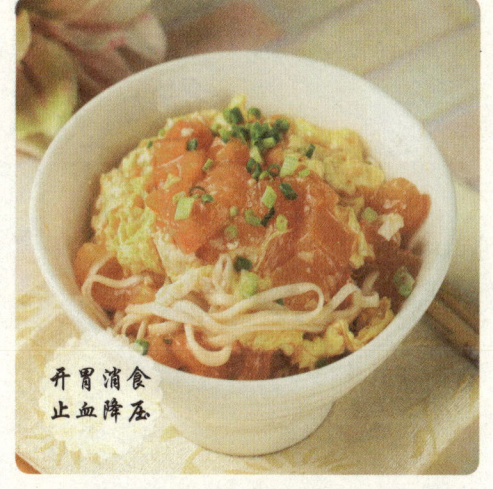

开胃消食 止血降压

材料： 鸡蛋3个，西红柿2个

调料： 干淀粉4克，盐5克，白糖3克，葱花、食用油各适量

做法： ①将西红柿洗净，去皮，切块；鸡蛋打散，加水制成蛋液，下锅炒熟。
②锅中烧热底油，倒入西红柿、鸡蛋炒匀，加少许水煮1分钟，调入盐、白糖，转小火煮到西红柿熟软，淋入水淀粉勾芡；另起锅，下入面条，煮熟后将面条盛入碗中，浇上卤汁，撒上葱花即可。

心肌炎患者宜吃食物

空心菜

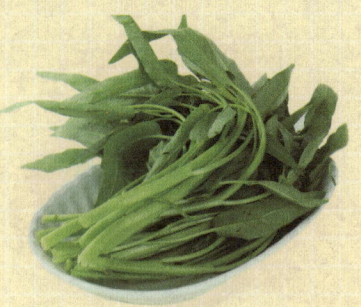

空心菜性平，味甘，归肝、心、肠经，具有通便解毒、清热凉血、利尿的功效，可用于清热解暑，适宜邪热未清的心肌炎患者食用。

蒜蓉空心菜

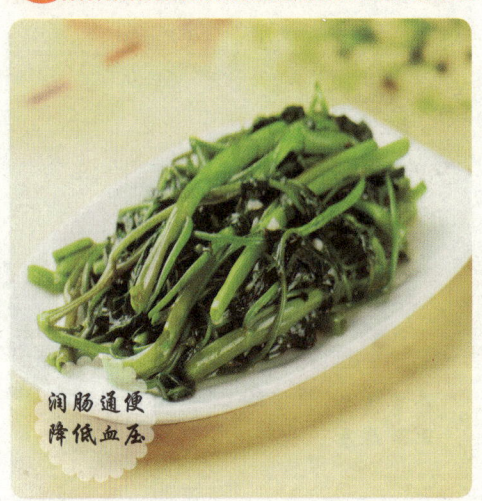

润肠通便　降低血压

材料：空心菜300克，蒜末少许

调料：盐、鸡粉各2克，食用油少许

做法：①将洗净的空心菜切成小段装入盘中，待用。
②用油起锅，放入蒜末，爆香，倒入切好的空心菜，用大火翻炒一会儿，至其变软，转中火，加入少许盐、鸡粉，快速翻炒片刻，至食材入味。
③关火后盛出炒好的食材，装入盘中即可食用。

肉末空心菜

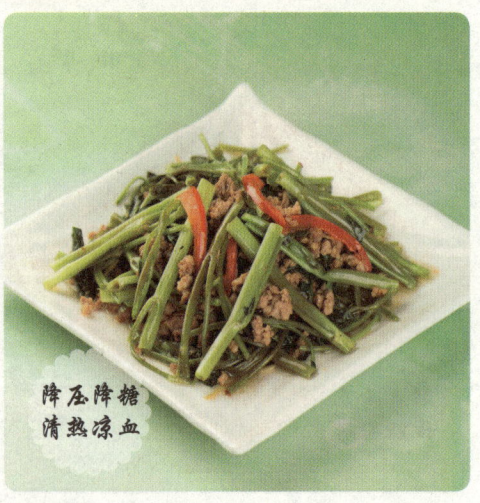

降压降糖　清热凉血

材料：空心菜200克，肉末100克，彩椒40克

调料：盐、鸡粉各2克，老抽、料酒、生抽、食用油各适量，姜丝少许

做法：①将空心菜洗净，切成段；彩椒洗净，切粗丝，备用。
②用油起锅，倒入肉末，翻炒至松散，淋入料酒、老抽、生抽，撒入姜丝，再放入空心菜翻炒至熟软，倒入彩椒丝，加入盐、鸡粉，翻炒至食材入味即可。

心肌炎患者宜吃食物

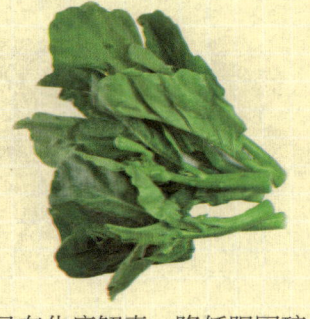

芥蓝

芥蓝性平、味甘,具有化痰解毒、降低胆固醇、软化血管、预防心血管疾病的作用,对心脑血管疾病有显著的食疗效果,非常适合心肌炎患者食用。

芥蓝炒冬瓜

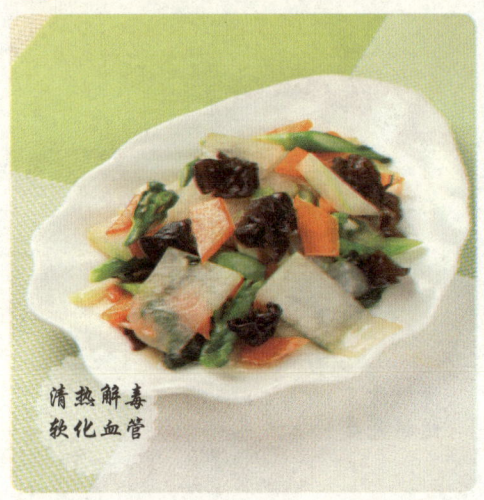

清热解毒
软化血管

材料：芥蓝80克，冬瓜100克，胡萝卜40克，木耳35克

调料：盐、鸡粉、料酒、水淀粉、食用油各适量，姜片、蒜末、葱段各少许

做法：①将胡萝卜去皮，洗净；木耳泡发，撕成小片；冬瓜去皮，洗净，切片，均入水中焯煮至断生。
②用油起锅，放入姜、蒜、葱爆香，倒入焯好的食材，放入调味料，倒入适量水淀粉快速翻炒均匀即可。

枸杞拌芥蓝梗

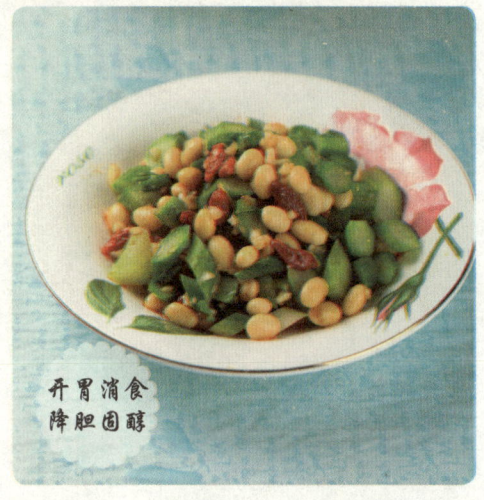

开胃消食
降胆固醇

材料：芥蓝梗85克，熟黄豆60克，枸杞10克

调料：盐、鸡粉、生抽、香油、辣椒油、食用油、姜末、蒜末各适量

做法：①将芥蓝洗净，梗去皮，切成丁；枸杞和芥蓝梗分别入开水中焯煮至断生，捞出备用。
②将熟黄豆放入碗中，加入姜末、蒜末、盐、鸡粉、生抽、香油，拌匀，加入辣椒油，搅拌至食材入味即可。

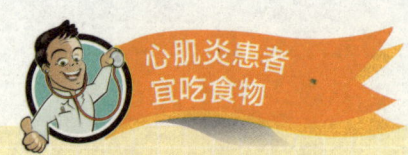

心肌炎患者宜吃食物

冬菇

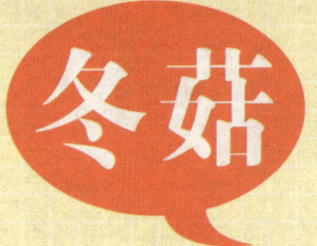

冬菇是一种高蛋白、低脂肪的食物,含有丰富的蛋白质,非常适合心肌炎患者补充营养,增强机体免疫力。

冬菇拌扁豆

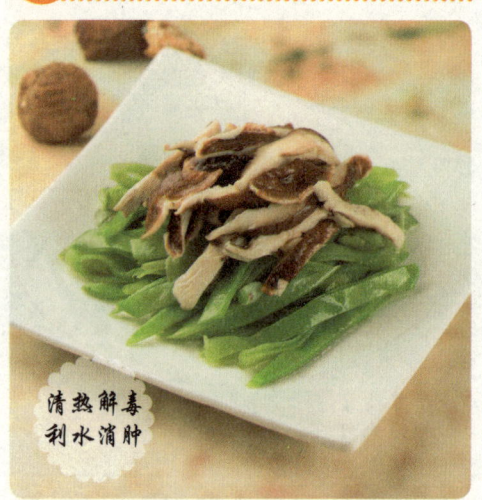

清热解毒 利水消肿

材料:鲜冬菇60克,扁豆100克

调料:盐4克,鸡粉4克,香油4毫升,白醋、食用油各适量

做法:①向锅中注入适量清水烧开,放入扁豆,煮半分钟,捞出;将冬菇洗净倒入沸水锅中,煮半分钟,捞出备用。②把放凉的冬菇、扁豆切成长条;把冬菇、扁豆装入碗中,加入适量盐、鸡粉、香油、白醋拌匀即可。

冬菇炖竹荪

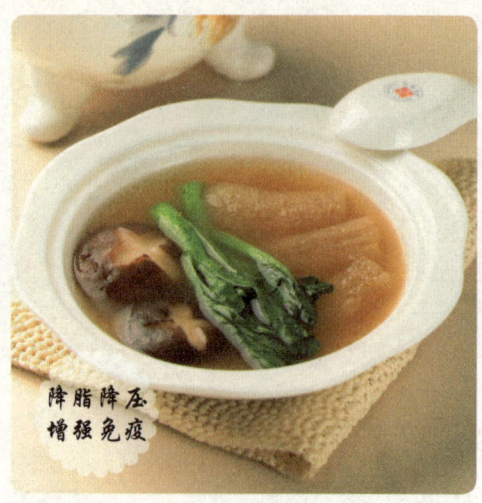

降脂降压 增强免疫

材料:冬菇70克,菜心100克,水发竹荪40克

调料:盐3克,食用油适量,高汤200毫升

做法:①将竹荪洗净切段,冬菇洗净切上十字花刀,菜心洗净,下入开水中焯至断生;把冬菇装入碗中,加入竹荪。②将高汤倒入锅中,煮沸,放盐调味,把高汤倒入装有冬菇和竹荪的碗中,放入蒸锅中,隔水蒸30分钟,加盐调味即可。

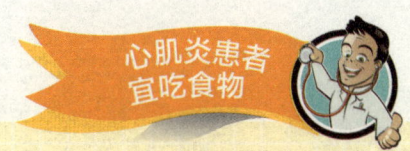

心肌炎患者宜吃食物

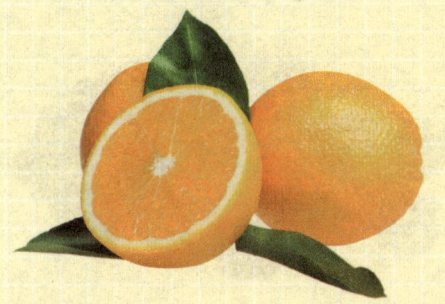

橙子

橙子性凉、味甘酸,归肺、脾、胃经,具有清热化痰、健脾和胃、助消化、增食欲、增强毛细血管韧性、降低血脂等功效,非常适合心肌炎患者食用。

酸甜莲藕橙子汁

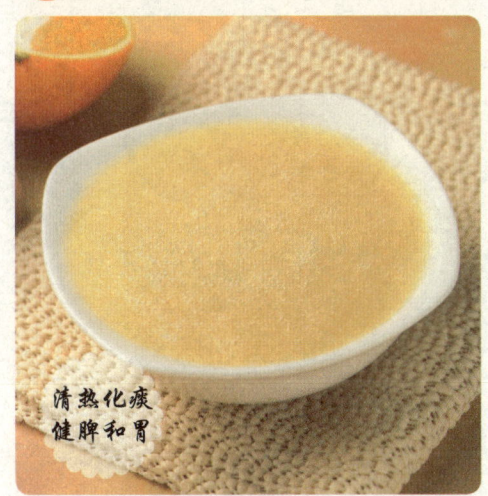

清热化痰
健脾和胃

- 材料:莲藕100克,橙子1个
- 调料:白糖10克
- 做法:①将莲藕洗净,切成小块;橙子去皮,切成小块,备用。
②向锅中注入适量清水烧开,倒入莲藕块,煮1分钟,至其断生,捞出待用。
③取榨汁机,加入适量纯净水,榨取蔬果汁,加入适量白糖搅拌均匀。
④揭开盖子,将搅拌好的锅中蔬果汁倒入杯中即可。

橙子南瓜羹

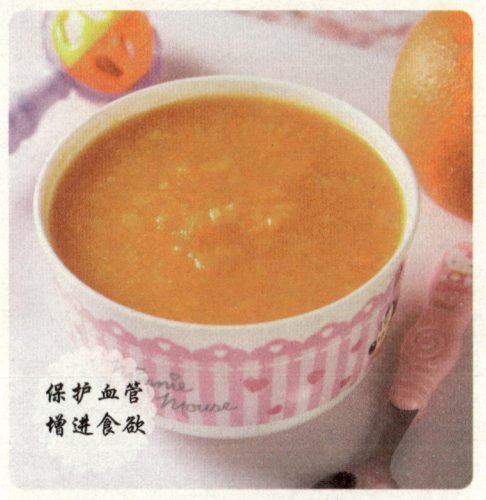

保护血管
增进食欲

- 材料:南瓜160克,橙子100克
- 做法:①将南瓜去皮,洗净,切片,摆放在蒸盘中,蒸锅上大火烧沸,放入蒸盘,用中火蒸约15分钟至南瓜变软。
②取出蒸好的南瓜,晾凉,制成南瓜泥,待用;橙子去皮,切成丁。
③向汤锅中注入适量清水烧开,倒入橙子和南瓜泥,搅散,拌匀,续煮片刻至沸。
④关火后盛出即可。

心肌炎患者宜吃食物

葡萄

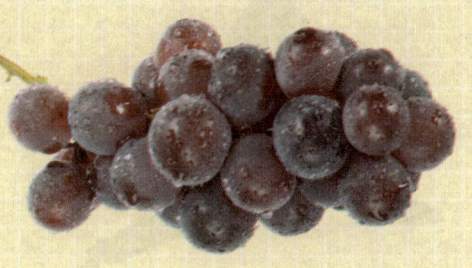

葡萄性平,味甘酸,归肺、脾、肾经,具有滋补肝肾、养血益气、强壮筋骨、生津除烦的功效。葡萄中所含的白藜芦醇可保护心血管系统,葡萄可作为心肌炎患者的食疗佳品。

🥣 百合葡萄糖水

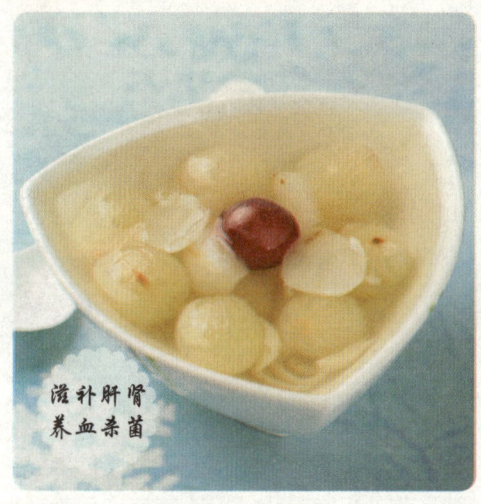

滋补肝肾
养血杀菌

材料: 葡萄100克,鲜百合80克

调料: 冰糖20克

做法: ①将葡萄洗净,剥去果皮,装入小碗中,备用;百合洗净后备用。
②向砂锅中注入适量清水烧开,倒入百合和葡萄,盖上盖,煮沸后转小火煮约10分钟,至食材析出营养成分。
③取下盖子,倒入冰糖,搅拌均匀,用大火继续续煮一会儿,至糖完全溶化即可。

🥣 芹菜葡萄梨子汁

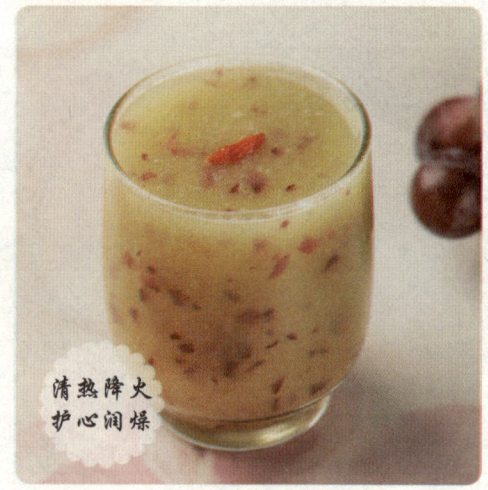

清热降火
护心润燥

材料: 雪梨100克,芹菜60克,葡萄100克

做法: ①将芹菜洗净,切成粒;雪梨洗净,去皮,去核,切成小块;葡萄洗净切小块。
②取榨汁机,选择搅拌刀座组合,倒入切好的食材,加入适量矿泉水,盖上盖子,选择"榨汁"功能,榨取蔬果汁。
③揭开盖子,将榨好的蔬果汁倒入杯中即可饮用。

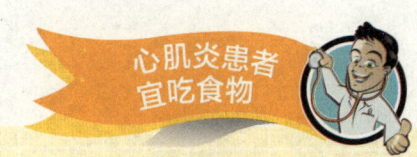

心肌炎患者宜吃食物

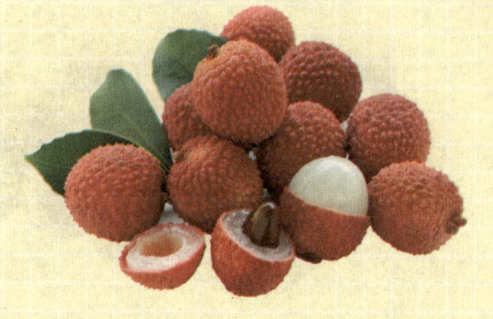

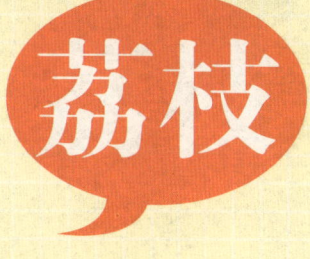

荔枝

鲜 荔枝能生津止渴、和胃平逆；干荔枝有补肝肾、健脾胃、益气血的功效，是病后体虚、年老体弱、心血不足引起的心悸、失眠等患者的滋补果品，非常适合心肌炎患者食用。

红枣荔枝桂圆糖水

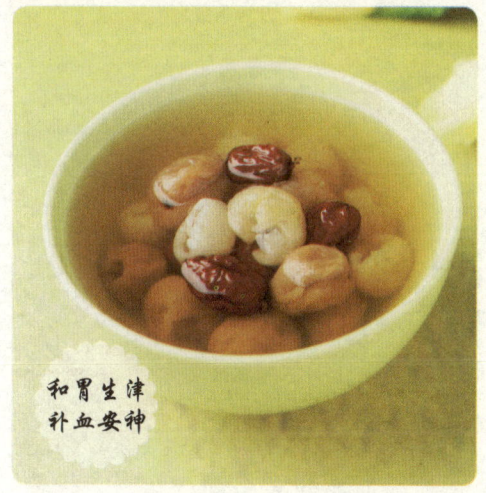

和胃生津 补血安神

材料：荔枝100克，红枣20克，桂圆30克

调料：冰糖20克

做法：①将荔枝和桂圆洗净，剥去果皮，装入小碗中，备用；红枣洗净。
②向砂锅中注入适量清水烧开，倒入荔枝、红枣和桂圆，盖上盖，煮沸后转小火煮约10分钟，至食材析出营养成分。
③取下盖子，倒入冰糖，搅拌均匀，用大火继续煮一会儿，至糖完全溶化即可。

原味荔枝汁

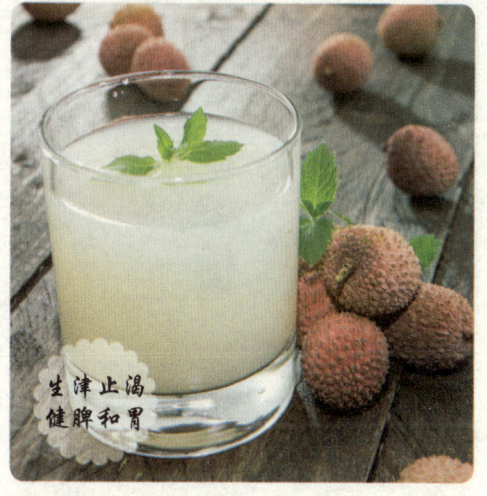

生津止渴 健脾和胃

材料：荔枝200克

做法：①将荔枝洗净，去皮，去核，切成小块。
②取榨汁机，选择搅拌刀座组合，倒入切好的食材，加入适量矿泉水，盖上盖子，选择"榨汁"功能，榨取蔬果汁。
③揭开盖子，将榨好的蔬果汁倒入杯中即可饮用。

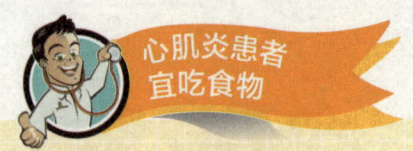

心肌炎患者宜吃食物

红枣

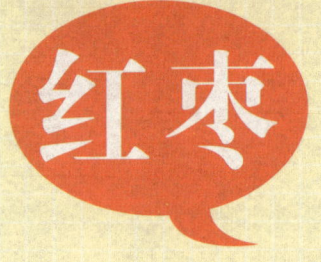

红枣性温，味甘，归心、脾、肝经，具有益气补血、健脾和胃、祛风之功效。红枣中含有抗疲劳作用的物质，能增强人的耐力，非常适合疲惫乏力、少寐多梦、食少纳呆的心肌炎患者食用。

薏米红枣荷叶粥

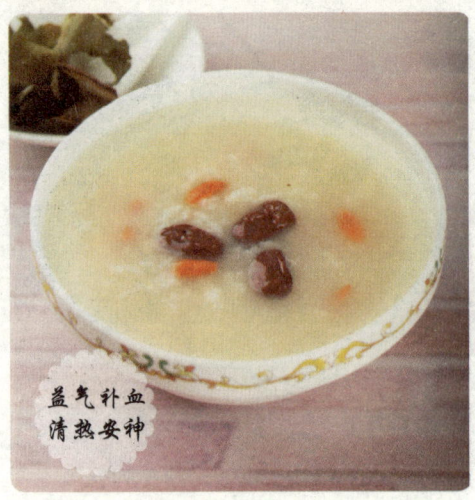

益气补血 清热安神

- **材料**：水发大米130克，水发薏米80克，红枣20克，枸杞10克，干荷叶8克
- **调料**：冰糖20克
- **做法**：①向砂锅中注入适量清水烧开，放入洗净的干荷叶，煮沸后用小火煮约15分钟，至其析出有效成分。②捞出荷叶，去除杂质，倒入洗净的大米、薏米、红枣、枸杞，用大火煮沸后转小火续煮约30分钟，至食材熟透，放入适量冰糖，转中火煮至溶化即可。

桂圆酸枣仁红枣饮

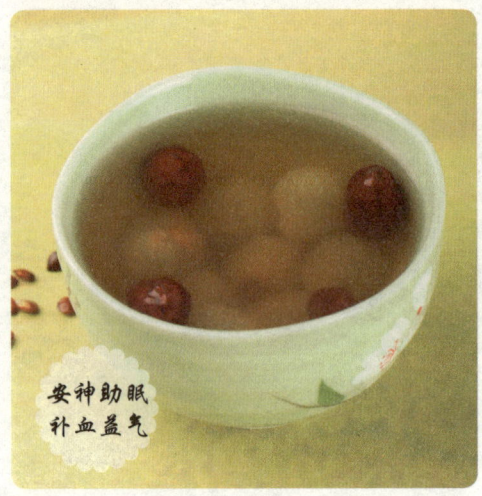

安神助眠 补血益气

- **材料**：桂圆肉100克，红枣20克，酸枣仁10克
- **调料**：冰糖20克
- **做法**：①向砂锅中注入适量清水烧开。②倒入洗净的红枣、酸枣仁，加入洗好的桂圆肉，搅拌均匀，盖上盖，用小火煮15分钟，至药材析出有效成分。③揭开盖，放入适量冰糖搅匀，煮至冰糖完全溶化即可。

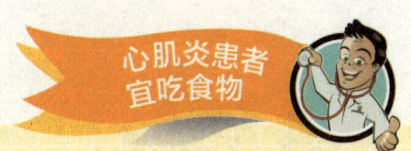

心肌炎患者宜吃食物

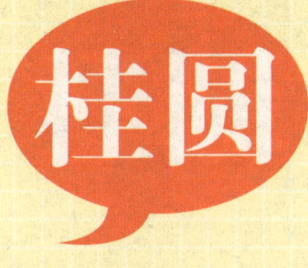

桂圆

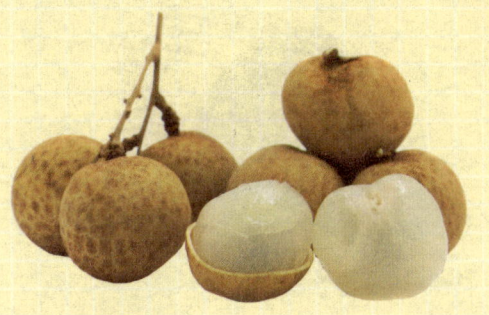

桂圆中含有多种营养物质，具有补气补血、养心补脾的功效，可缓解心肌炎患者失眠、心悸、神经衰弱等症状。

黄芪红枣桂圆甜汤

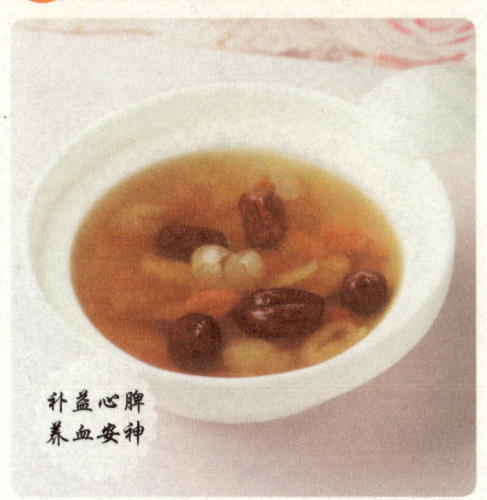

补益心脾 养血安神

材料：黄芪15克，红枣25克，桂圆肉30克，枸杞8克

调料：冰糖30克

做法：①向砂锅中加入适量清水烧开。②倒入准备好的黄芪、红枣、桂圆肉、枸杞，盖上盖，烧开后用小火煮20分钟，至药材析出营养成分。③揭开盖，放入备好的冰糖搅拌均匀，略煮片刻，至冰糖溶化即可。

桂圆糙米舒眠粥

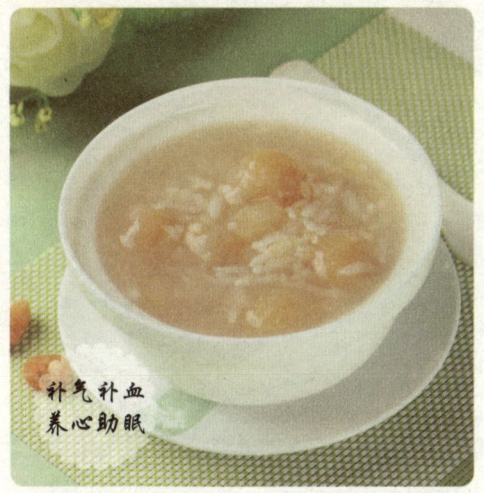

补气补血 养心助眠

材料：水发糙米130克，桂圆肉10克

调料：盐少许

做法：①将糙米、桂圆肉洗净。②向砂锅中注入适量清水烧开，倒入糙米，烧开后用小火煲煮至米粒熟软。③倒入桂圆肉，搅拌均匀，使其浸入米粒中，用小火续煮约10分钟，至食材熟透，加入少许盐，拌匀调味，转中火搅煮片刻，至米粥入味即可。

心肌炎患者宜吃食物

绿豆

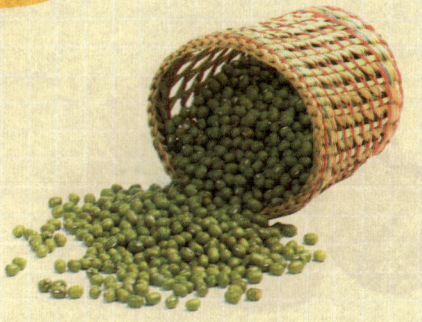

绿豆 性寒，味甘，能够利尿消肿、清热消暑、除烦止渴，是夏季消暑佳品，适合心肌炎伴有心肾不足兼有热证者食用。

海带绿豆汤

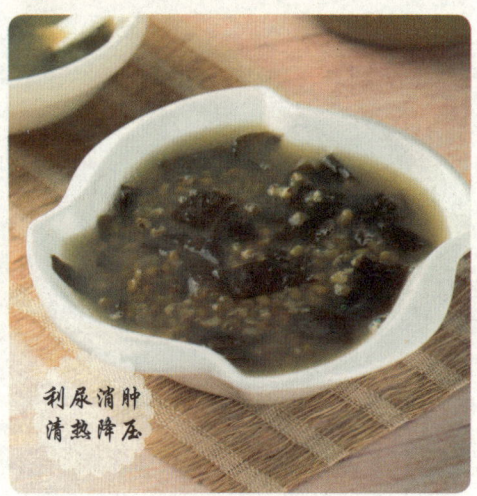

利尿消肿
清热降压

▽ **材料**：海带70克，水发绿豆80克
调料：冰糖50克

做法：①将海带洗净，切成小块。
②向锅中注入适量清水烧开，倒入洗净的绿豆，盖上盖，烧开后用小火煮30分钟，至绿豆熟软。
③揭开盖，倒入海带，加入冰糖，用小火续煮10分钟，至全部食材熟透。
④揭开盖，搅拌片刻，盛出煮好的汤料，装入碗中即可。

绿豆薏米饭

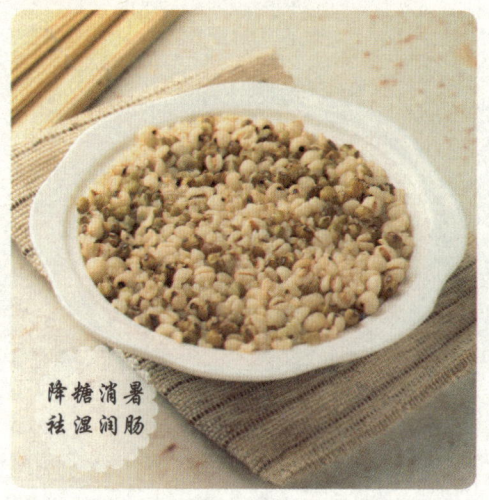

降糖消暑
祛湿润肠

▽ **材料**：水发绿豆30克，水发薏米30克，水发糙米50克

做法：①将准备好的食材装入碗中，混合均匀，倒入适量清水，备用。
②将装有食材的碗放入烧开的蒸锅中，盖上锅盖，用中火蒸40分钟，至食材完全熟透。
③揭开盖，把蒸好的绿豆薏米饭取出即可食用。

> 心肌炎患者宜吃食物

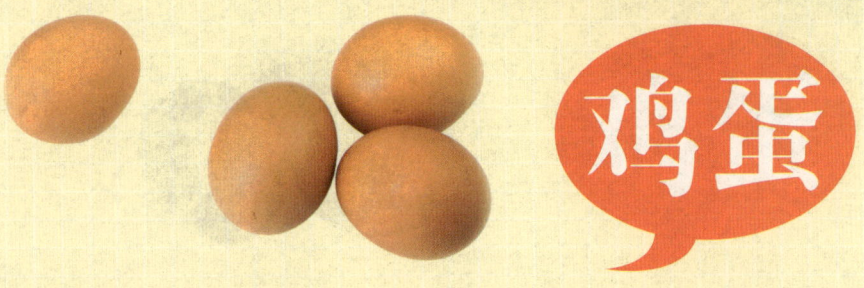

鸡蛋

鸡蛋是一种高蛋白、低脂肪的食物，含有丰富的优质蛋白质，非常适合为心肌炎患者补充营养，增强机体免疫力。

西葫芦炒鸡蛋

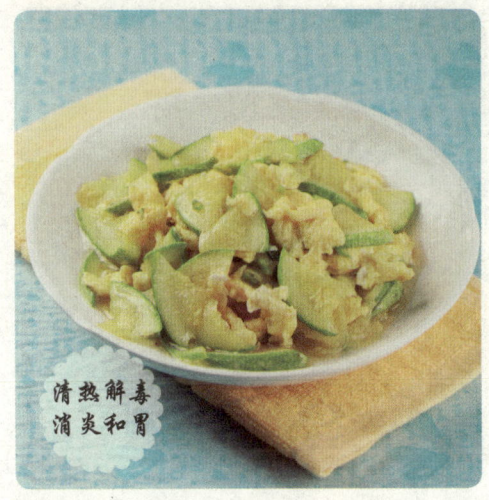

清热解毒
消炎和胃

材料： 鸡蛋2个，西葫芦120克

调料： 盐2克，鸡粉2克，水淀粉3毫升，食用油适量，葱花少许

做法： ①将西葫芦洗净，切成片，入开水中焯煮至断生，捞出备用；将鸡蛋打入碗中，加入少许盐、鸡粉，打散、调匀。
②另起锅，注油烧热，倒入蛋液炒熟，倒入西葫芦炒匀，加入调味料、水淀粉翻炒均匀，放入葱花拌炒均匀即可。

黄花菜鸡蛋汤

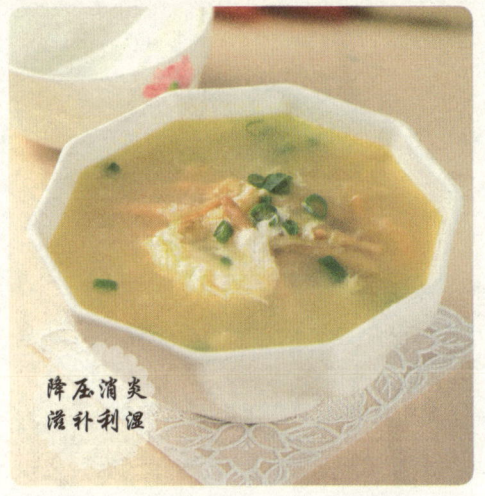

降压消炎
滋补利湿

材料： 黄花菜100克，鸡蛋50克

调料： 盐3克，鸡粉、食用油各适量，葱花少许

做法： ①将黄花菜泡发，切去根部，洗净；将鸡蛋打入碗中，打散、调匀，备用。
②向锅中注入适量清水烧开，加入少许盐、鸡粉，放入黄花菜，淋入少许食用油，用中火煮约2分钟，至其熟软。
③倒入蛋液，边煮边搅拌，略煮至液面浮出蛋花，再撒上葱花即可。

心肌炎患者宜吃食物

鹌鹑蛋

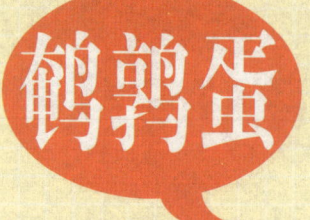

鹌鹑蛋含有蛋白质、赖氨酸、维生素A、维生素B_1、维生素B_2及铁、磷、钙等营养物质，可补气益血，强筋壮骨，适合心肌炎患者食用。

木瓜银耳炖鹌鹑蛋

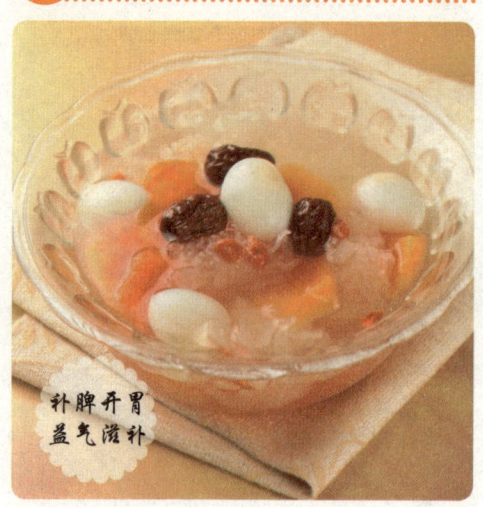

补脾开胃
益气滋补

材料：木瓜200克，水发银耳100克，鹌鹑蛋90克，红枣20克，枸杞10克

调料：冰糖40克

做法：①将木瓜洗净，去皮，切成小块；将洗好的银耳成小块，备用。
②向砂锅中注入适量清水烧开，放入红枣、木瓜、银耳，用小火炖20分钟，至食材熟软，放入鹌鹑蛋、冰糖，煮至冰糖溶化，加入洗净的枸杞，略煮片刻，使其更入味即可。

苋菜豆腐鹌鹑蛋汤

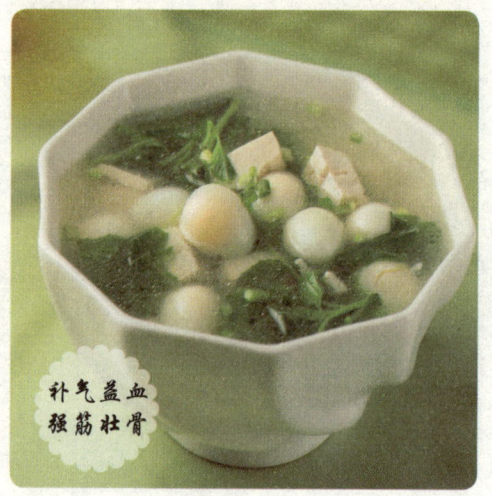

补气益血
强筋壮骨

材料：熟鹌鹑蛋180克，豆腐150克，苋菜100克

调料：盐2克，香油、食用油各适量，姜片、葱花各少许

做法：①将豆腐洗净，切小方块；将苋菜洗净，切成小段。
②向锅中注入水烧开，放入油、姜片、盐、豆腐块，大火煮沸，放入熟鹌鹑蛋、苋菜，淋入少许香油拌匀，煮至食材熟软、入味，再撒上葱花即可。

心肌炎患者宜吃食物

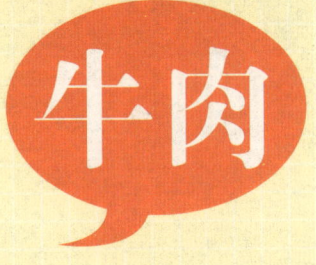

牛肉

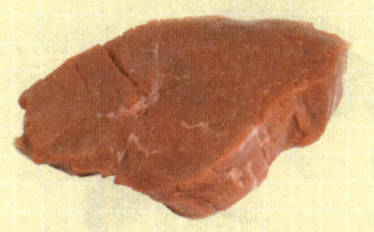

牛肉含有丰富的蛋白质，具有补脾胃、益气血、强筋骨的功效，非常适合脾弱不运、水肿、腰膝酸软、头晕目眩的心肌炎患者食用。

小白菜拌牛肉末

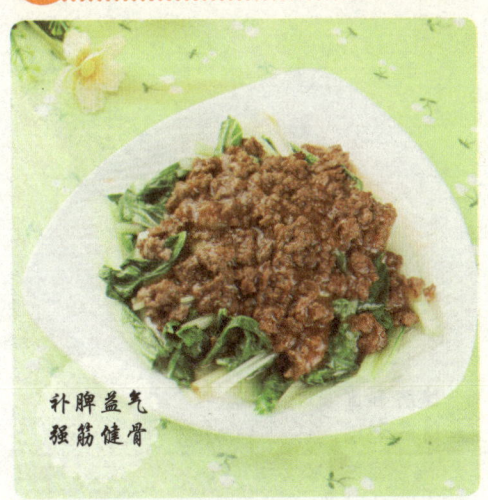

补脾益气
强筋健骨

材料：牛肉100克，小白菜160克

调料：盐少许，白糖3克，番茄酱15克，料酒、水淀粉、食用油各适量，高汤100毫升

做法：①将小白菜洗净，切段；牛肉洗净，剁成肉末；锅中注水烧开，放入小白菜，焯煮至其熟透，捞出，待用。②用油起锅，倒入牛肉末，淋入料酒，炒香，倒入高汤，加入调味料，倒入水淀粉，快速搅拌均匀即可。

芸豆平菇牛肉汤

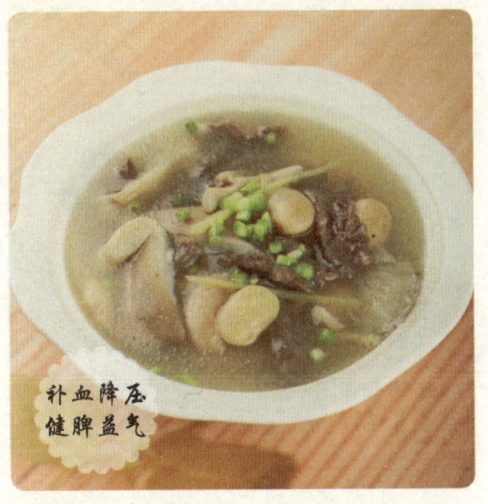

补血降压
健脾益气

材料：牛肉120克，水发芸豆100克，平菇90克

调料：盐、鸡粉、食粉、生抽、水淀粉、食用油、姜丝、葱花各适量

做法：①平菇洗净切小块；牛肉洗净切小片，加入调味料，腌渍约10分钟。②向锅中注入适量清水烧开，倒入芸豆，撒上姜丝，煮沸后用小火煮20分钟，加入盐、鸡粉、油，倒入平菇，煮沸，放入牛肉片，煮至熟，撒上葱花即可。

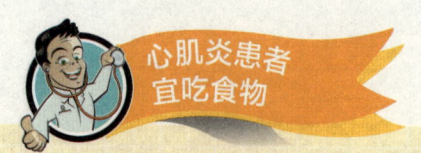

心肌炎患者宜吃食物

鲫鱼

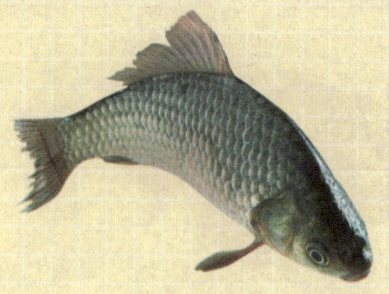

鲫鱼性平、味甘，是一种高蛋白、低脂肪的食物，营养丰富，能够健脾和胃、通乳祛湿，非常适合心肌炎患者食用。

鱼丸炖鲜蔬

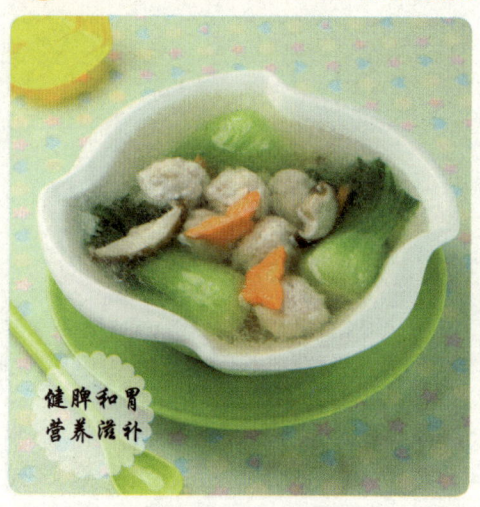

健脾和胃 营养滋补

材料： 鲫鱼300克，油菜80克，鲜香菇45克，胡萝卜70克

调料： 盐3克，鸡粉4克，胡椒粉、水淀粉、食用油各适量，姜片少许

做法： ①将香菇、胡萝卜洗净，切片；油菜洗净；鲫鱼洗净，去皮、骨，将鱼肉剁成泥，加入调味料及水淀粉，搅匀。②向锅中注水烧开，把鱼肉泥制成鱼丸，放入锅中，煮至鱼丸浮起，放入姜片和其他食材，加入调味料，煮沸即可。

鲫鱼苦瓜汤

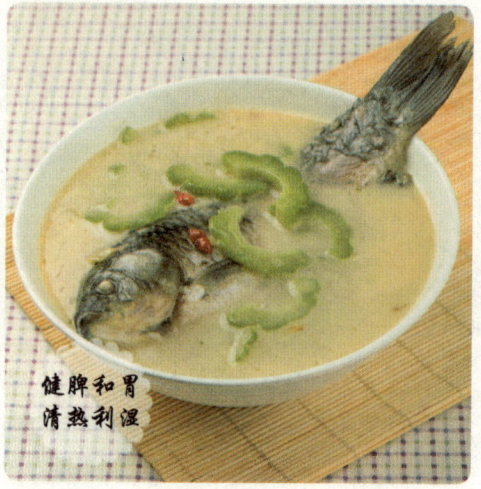

健脾和胃 清热利湿

材料： 净鲫鱼200克，苦瓜150克

调料： 盐2克，鸡粉少许，料酒3毫升，食用油适量，姜片少许

做法： ①将苦瓜洗净，切成片，备用。②用油起锅，放入姜片爆香，放入鲫鱼，用小火煎至两面金黄。③淋上少许料酒，再注入适量清水，加入鸡粉、盐，放入苦瓜片，用大火煮约4分钟，至食材熟透即可。

Part 6
心绞痛

心绞痛是指由于冠状动脉供血不足,心肌急剧缺血与缺氧所引起的,以发作性胸痛或胸部不适为主要临床表现的综合征。本章首先为读者介绍心绞痛的症状、急救方法、病因和类型,然后介绍心绞痛患者在饮食上适宜吃什么食物,并提供了相关的菜肴做法,心绞痛患者可以照着菜谱搭配一日三餐。

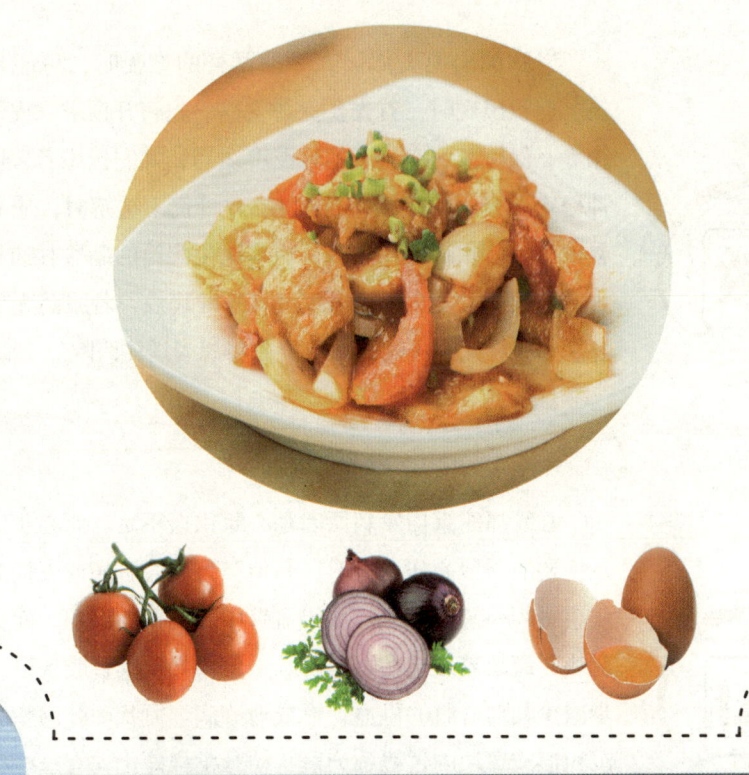

心绞痛基础知识

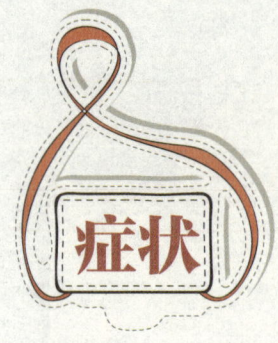

（1）典型心绞痛发作

心绞痛是突然发生的位于胸骨体上段或中段之后的压榨性、闷胀性或窒息性疼痛，这种疼痛亦可能波及大部分心前区，可放射至左肩、左上肢前内侧及无名指和小指，有时可伴有濒死的恐惧感，往往迫使患者立即停止活动，重者伴随出汗症状。疼痛历时1~5分钟，很少超过15分钟；休息或含服硝酸甘油片，在1~2分钟内疼痛消失。心绞痛常在身体劳累、情绪激动、受寒、饱食、吸烟时发生，在贫血、心动过速或休克时亦可被诱发。

（2）不典型心绞痛发作

疼痛可位于胸骨下段、左心前区或上腹部，并可放射至颈、下颌、左肩胛部或右前胸，可很快消失或仅有左前胸不适，伴有发闷感。

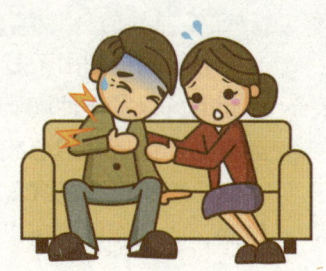

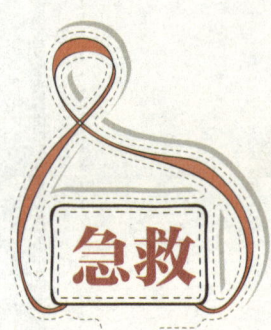

当胸部出现类似被绳子捆紧样的难受时，可能是心绞痛。症状出现时，首先要保持安静，先解开领带、皮带、纽扣等，保持室内空气流通，温度适当，并安抚患者，使其精神稳定下来；若疼痛感持续3~5分钟仍不缓解时，应立即叫救护车。症状再次出现时，应将医生配给的硝酸甘油片含在舌头下面，注意勿要吞服，3~4分钟起效，若服药无效，如怀疑心肌梗死的可能性，应立刻将患者送往医院。

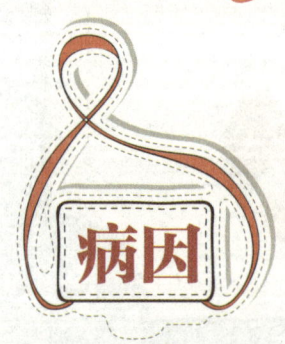

心绞痛的直接发病原因是心肌供血不足。而心肌供血不足主要源于冠心病。有时，其他类型的心脏病或失控的高血压也可能引起心绞痛。如果血管中脂肪不断沉积，就会形成斑块，斑块若发生在冠状动脉，就会导致其管腔狭窄，进一步减少其对心肌的供血，形成冠心病。冠状动脉内脂肪不断沉积形成斑块的过程称为冠状动脉粥样硬化。有一些斑块比较坚硬稳定，就会导致冠状动脉本身的缩窄和硬化。

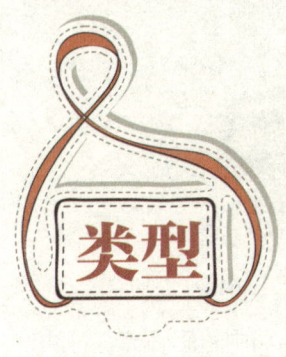

(1) 自发型心绞痛

特点为疼痛发生与心肌耗氧量的增加无明显关系，疼痛程度较重，时限较长，不易为含服硝酸甘油片所缓解，包括以下4种类型。

①变异型心绞痛。变异型心绞痛的发作与心肌耗氧量的增加无关，主要是由冠状动脉暂时性痉挛和收缩造成的一过性心肌缺血所引发的。

②卧位型心绞痛。是指安静平卧位时发生的心绞痛，发作时须立即坐起或站立方可缓解。

③冠状动脉功能不全。疼痛在休息或睡眠时发生，历时较长，可长达30分钟或1小时以上，但无心肌梗死的客观证据，常被视为心肌梗死的前奏。

④梗死后心绞痛。由于供血的冠状动脉阻塞，发生心肌梗死，但心肌尚未完全坏死，一部分未坏死的心肌处于严重缺血状态下又发生疼痛，随时可能再次发生梗死。

(2) 劳累型心绞痛

特点是疼痛由体力劳累、情绪激动或其他足以增加心肌耗氧量的情况所诱发，休息或舌下含服硝酸甘油片后迅速缓解。包括以下4种类型。

①稳定型心绞痛。每日和每周疼痛发作次数大致相同，诱发疼痛的劳累和情绪激动程度相同，每次发作疼痛的部位和性质无改变，疼痛持续时间相仿，经休息或含化硝酸甘油片后，也在相同的时间内产生疗效。

②初发型心绞痛。过去未发生过心绞痛或心肌梗死，初次发生劳累性心绞痛的病程在1个月内；或者有过稳定型心绞痛的患者已数月未发，再次发生时间未到1个月。

③恶化型心绞痛。原为稳定型心绞痛的患者，在3个月内疼痛的频率、程度、持续时间、诱发因素经常变动，出现进行性恶化，硝酸甘油片用量明显增加。

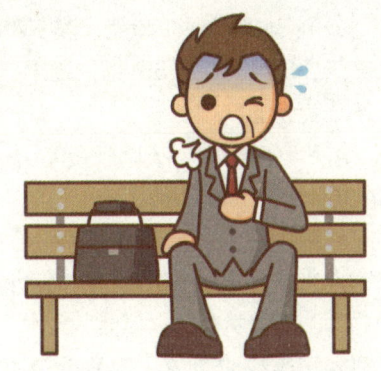

④混合型心绞痛。其特点是患者既在心肌需氧量增加时发生心绞痛，也在心肌耗氧量无明显增加而冠状动脉供血减少时发生心绞痛。

心绞痛患者宜吃食物

燕麦

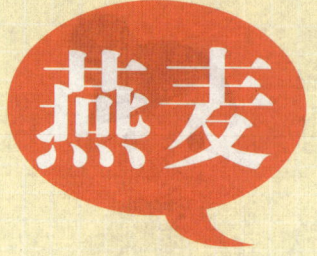

燕麦中富含可溶性纤维、亚油酸和燕麦胶，不仅能降低血清中总胆固醇、甘油三酯等物质的含量，还能消除沉积在血管壁上的低密度脂蛋白胆固醇，从而起到预防动脉粥样硬化、辅助防治心绞痛的功效。

果仁燕麦粥

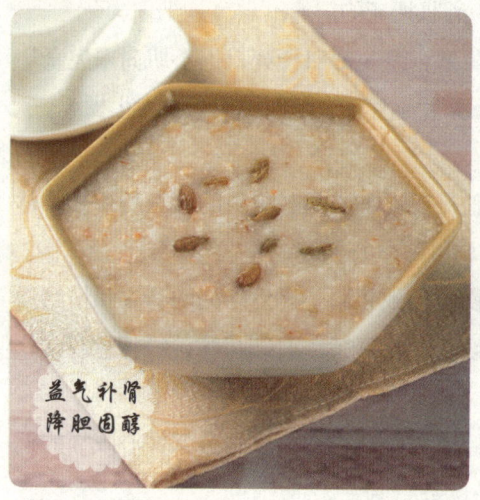

益气补肾 降胆固醇

材料：水发大米120克，燕麦85克，核桃仁、巴旦木仁各35克，腰果、葡萄干各20克。

做法：①把干果放入榨汁机干磨杯中磨成粉末状，倒出，待用。
②向砂锅中注入适量清水烧开，倒入洗净的大米，加入洗好的燕麦，用小火煮30分钟，至食材熟透。
③倒入干果粉末，放入部分葡萄干，略煮片刻，最后撒上剩余的葡萄干即可。

玉竹燕麦粥

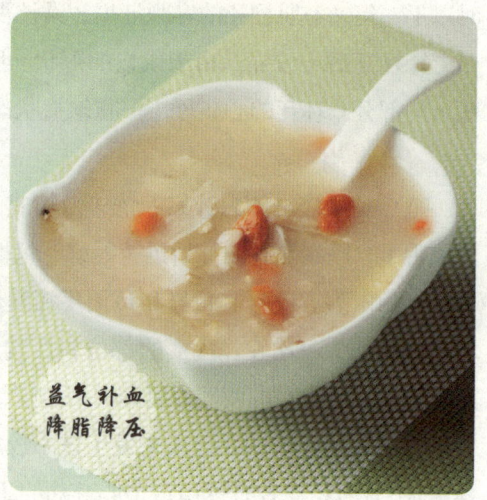

益气补血 降脂降压

材料：燕麦150克，玉竹15克，枸杞8克。

调料：蜂蜜15克

做法：①向砂锅中注入适量清水烧开。
②放入洗净的燕麦，倒入洗好的玉竹和枸杞，快速拌匀，使米粒散开，煮沸后用小火煲煮约30分钟，至米粒熟透。
③加入适量蜂蜜，转中火拌匀，略煮片刻，至其溶化即可。

心绞痛患者宜吃食物

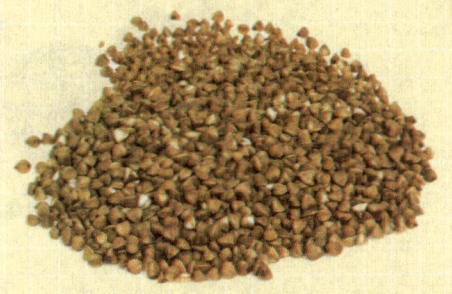

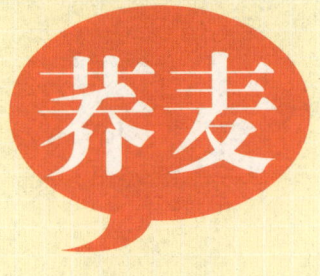

荞麦

荞麦中含有的苦味素、叶绿素、荞麦碱、芦丁和黄酮物质，不仅能够降血压、降血脂，还能加强和调节心肌功能，增加冠状动脉的血流量，预防心律失常，辅助防治心绞痛。

荞麦菜卷

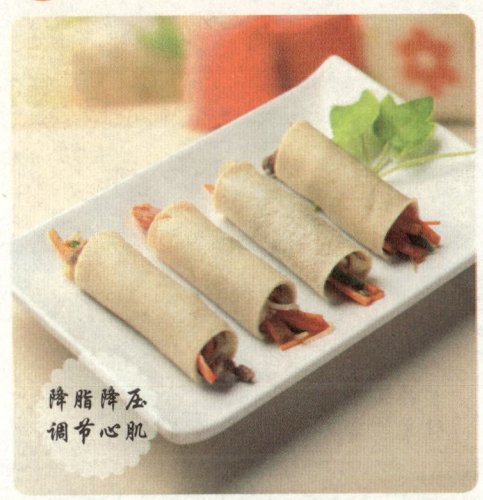

降脂降压 调节心肌

材料： 荞麦粉110克，鸡蛋1个，牛肉100克，绿豆芽、胡萝卜、彩椒各适量

调料： 盐3克，鸡粉4克，生抽、水淀粉、料酒、蚝油、食用油各适量

做法： ①将胡萝卜、彩椒洗净，切丝；牛肉洗净，切丝，放入调味料腌渍；将荞麦粉、鸡蛋、盐、清水倒入碗中，制成面糊，煎成面皮，切长方片。②将胡萝卜、绿豆芽、彩椒焯水，制成馅料，用面皮包入馅料制成菜卷即可。

荞麦猫耳面

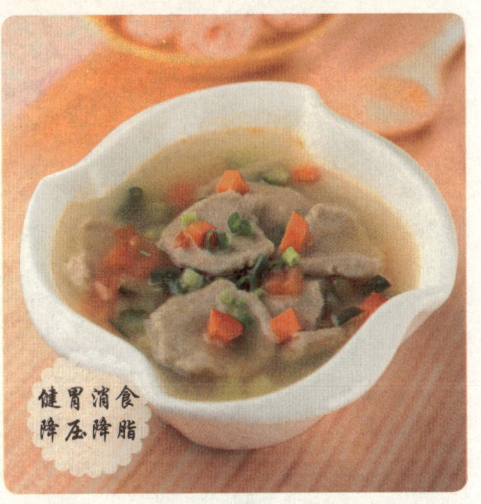

健胃消食 降压降脂

材料： 荞麦粉300克，彩椒60克，胡萝卜80克，黄瓜80克，西红柿85克

调料： 盐、鸡粉、鸡汁、葱花各适量

做法： ①彩椒、黄瓜、胡萝卜、西红柿洗净，切粒；荞麦粉装入碗中，加入盐、鸡粉、清水，制成猫耳面生坯。②向锅中注入适量水烧开，倒入鸡汁，放入彩椒、胡萝卜、黄瓜、西红柿，加入盐、鸡粉，大火煮2分钟，放入猫耳面搅匀煮熟即可。

心绞痛患者宜吃食物

洋葱

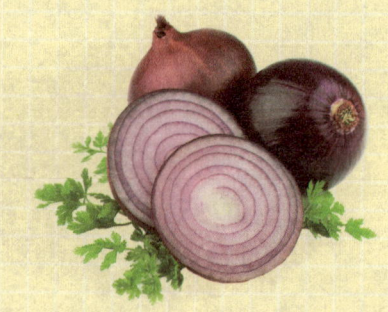

洋葱中所含有的活性成分能够刺激血溶纤维蛋白，具有扩张血管、降低血压和血糖的功效，能有效预防治心绞痛。

西红柿洋葱汤

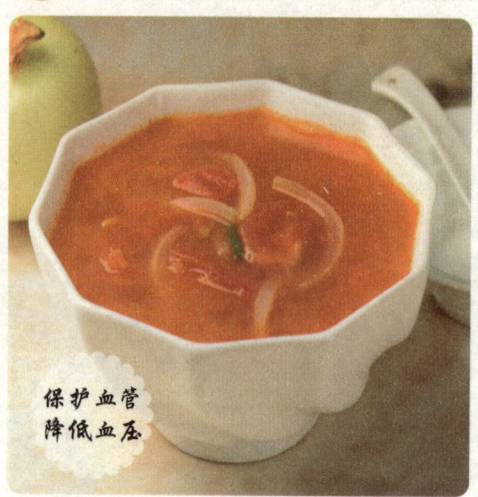

保护血管
降低血压

材料：西红柿150克，洋葱100克

调料：盐2克，番茄酱15克，鸡粉、食用油各适量

做法：①将洋葱去皮，洗净，切成丝，西红柿洗净，切成小块，备用。
②向锅中倒入适量食用油烧热，放入洋葱丝，快速翻炒匀。
③倒入西红柿，翻炒片刻，注入适量清水，烧开后煮2分钟至食材熟透，加入适量鸡粉、盐、番茄酱搅匀调味即可。

洋葱西红柿鸡排

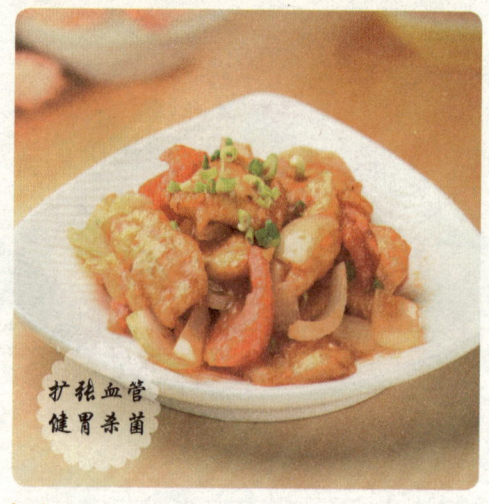

扩张血管
健胃杀菌

材料：鸡胸肉200克，西红柿75克，洋葱60克，鸡蛋50克

调料：番茄汁25克，盐2克，白糖4克，生粉、食用油、蒜末、葱花各适量

做法：①将洋葱、西红柿洗净，切丁；鸡蛋取蛋黄；鸡胸肉洗净，切片，加盐、蛋黄、生粉，制成鸡排，煎至两面金黄。
②用油起锅，放入蒜爆香，倒入洋葱、西红柿、鸡排，加入番茄汁、盐、白糖，翻炒至鸡排入味，撒上葱花即可。

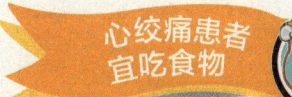
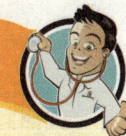

心绞痛患者宜吃食物

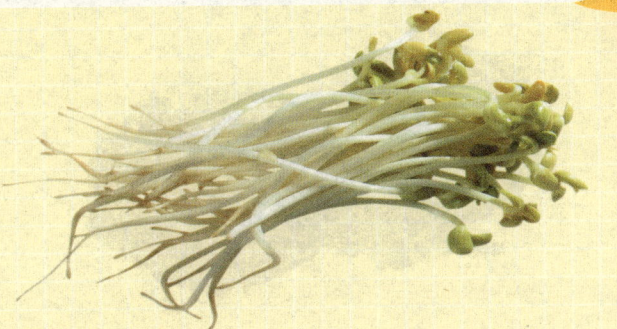

豆芽

豆芽中含有丰富的维生素和矿物质，具有清热明目、补气养血、防止心血管粥样硬化以及降低胆固醇的功效，非常适合心绞痛患者食用。

胡萝卜丝炒豆芽

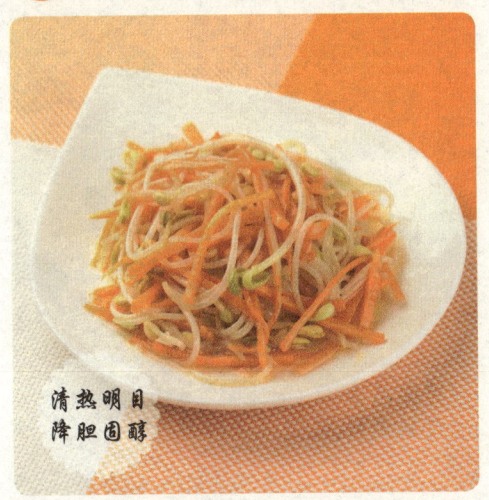

清热明目
降胆固醇

材料：胡萝卜150克，黄豆芽120克，彩椒40克

调料：盐3克，水淀粉、料酒、食用油各适量，葱段、蒜蓉、姜丝各少许

做法：①将胡萝卜、彩椒洗净，切细条；将胡萝卜丝、彩椒丝和黄豆芽下入开水中焯至断生，捞出。
②起锅注油烧热，入姜、葱、蒜爆香，放入焯煮好的食材，翻炒均匀，转小火，加盐、料酒、水淀粉，炒匀即可。

黄豆芽炒莴笋

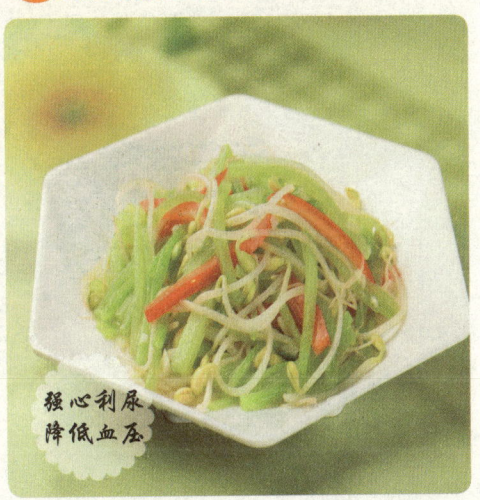

强心利尿
降低血压

材料：黄豆芽90克，莴笋160克，彩椒50克

调料：盐、鸡粉、水淀粉、食用油、蒜末、葱段各适量

做法：①将莴笋、彩椒洗净，去皮，切成丝，下入开水中焯至断生，捞出备用。
②向锅中注入食用油烧热，放入蒜末、葱段，爆香，倒入黄豆芽，放入莴笋和彩椒，翻炒几下，加入适量盐、鸡粉，加入水淀粉炒匀即可。

心绞痛患者宜吃食物

生菜

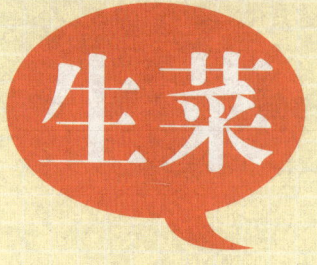

生菜性凉、味甘,归心、肝、胃经,含有蛋白质、维生素A、维生素C、膳食纤维、莴苣素和丰富的矿物质,能够清热安神、清肝利胆、降低胆固醇、疏通血管,适合心绞痛患者食用。

香菇扒生菜

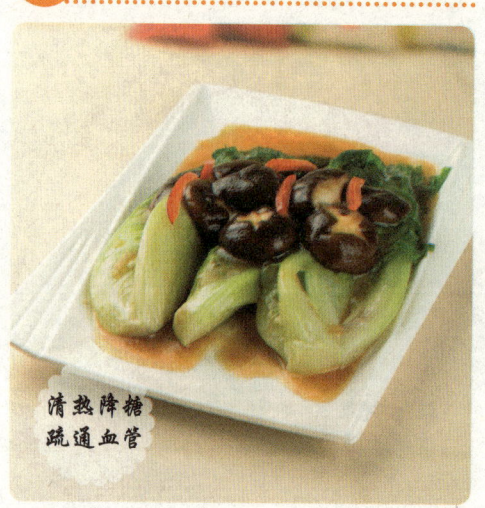

清热降糖
疏通血管

材料: 生菜400克,香菇70克,彩椒50克

调料: 盐、鸡粉、蚝油、姜片、蒜末、老抽、生抽、水淀粉、食用油各适量

做法: ①将生菜洗净,切开;香菇洗净,切小块;彩椒洗净,切粗丝;生菜和香菇分别入开水中焯煮至断生,捞出备用。
②用油起锅,倒入少许水,放入香菇,加入调味料,煮沸,再放入生菜,加入老抽、水淀粉,炒至汤汁浓稠即可。

炝炒生菜

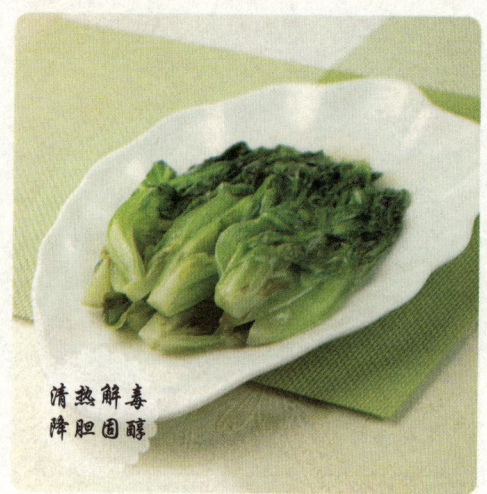

清热解毒
降胆固醇

材料: 生菜200克

调料: 盐2克,鸡粉2克,油适量

做法: ①将洗净的生菜切成片,装入盘中,待用。
②向锅中注入适量食用油,烧热,放入切好的生菜,快速翻炒至熟软,加入适量盐和鸡粉,炒匀调味。
③将炒好的生菜盛出,装入盘中即可。

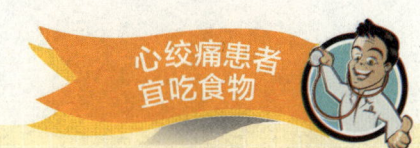

心绞痛患者宜吃食物

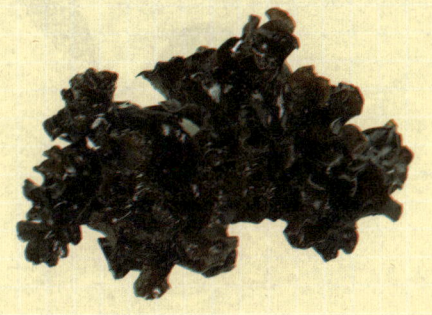

黑木耳

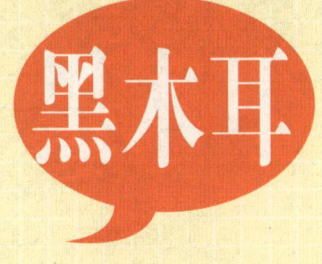

黑木耳被营养学家誉为"素中之王",具有补气活血、滋阴通便的功效,对心脑血管疾病等有一定的食疗作用。黑木耳含有维生素K和丰富的钙、镁等矿物质,有助于预防动脉粥样硬化和心绞痛。

彩椒木耳炒百合

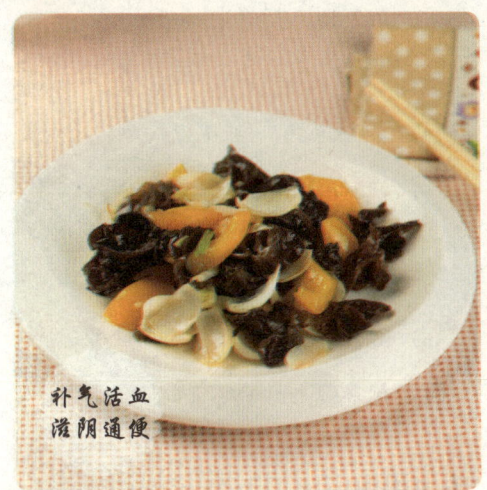

补气活血
滋阴通便

材料: 鲜百合50克,水发木耳55克,彩椒50克

调料: 盐3克,生抽2毫升,水淀粉、食用油各适量,姜片、蒜末、葱段各少许

做法: ①将彩椒洗净,切小块;木耳洗净,切小块。
②向锅中注入适量清水烧开,放入木耳、彩椒、百合,煮至断生,捞出;用油起锅,放入姜、蒜、葱,爆香,倒入焯好的食材,加入生抽、盐、水淀粉,炒匀即可。

木耳拌豆角

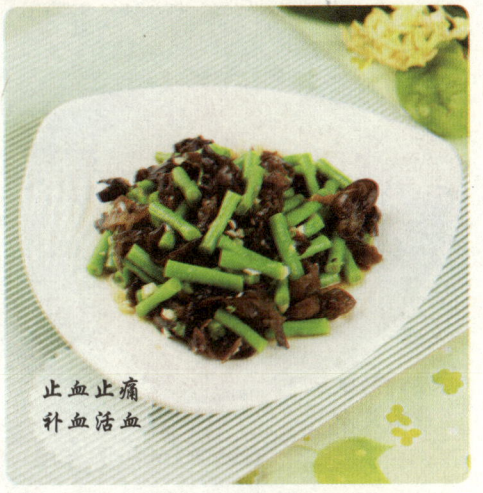

止血止痛
补血活血

材料: 水发木耳40克,豆角100克

调料: 盐3克,鸡粉2克,生抽4毫升,陈醋6毫升,香油、食用油各适量,蒜末、葱花各少许

做法: ①将豆角洗净,切段;木耳洗净,切成小块;下入开水中焯熟,捞出。
②将焯煮好的食材装在碗中,撒上蒜末、葱花,加入盐、鸡粉,淋入生抽、陈醋,倒入少许香油,搅拌均匀,至食材入味即可。

心绞痛患者宜吃食物

柑橘

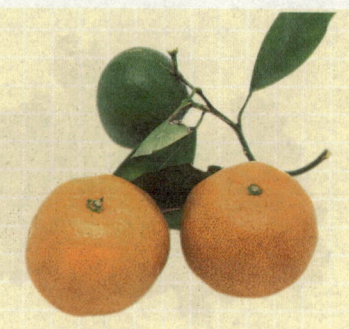

柑橘中含有丰富的维生素C和维生素P，能够降血压、降血脂，保护心血管，对于预防心绞痛、高血压等心脑血管疾病有良好的功效。

🍊 柑橘香蕉蜂蜜汁

🍊 柑橘酸奶

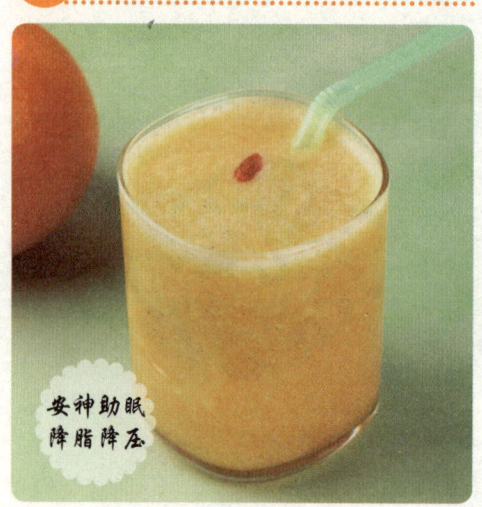

安神助眠
降脂降压

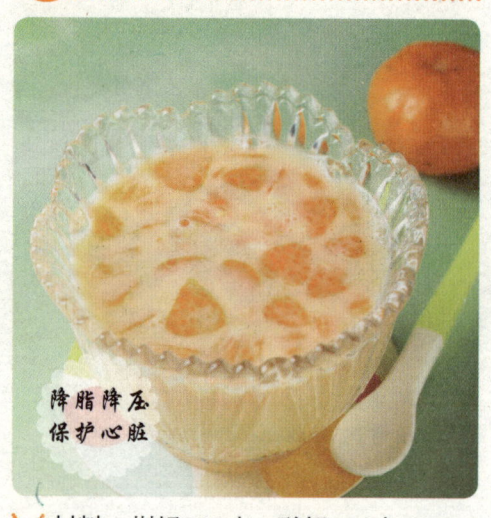

降脂降压
保护心脏

材料：柑橘100克，香蕉100克

调料：蜂蜜10毫升

做法：①将香蕉去皮，把果肉切小块；柑橘剥去皮，掰成瓣，备用。
②取榨汁机，选择搅拌刀座组合，倒入柑橘、香蕉，加入适量白开水，榨取果汁，加入适量蜂蜜，搅拌均匀。
③揭开盖，把搅拌匀的果汁倒入杯中即可饮用。

材料：柑橘100克，酸奶100克

调料：蜂蜜10毫升

做法：①将柑橘剥去外皮，掰成瓣，备用。
②取榨汁机，选择搅拌刀座组合，倒入柑橘，加入酸奶和适量白开水，榨取果汁，加入适量蜂蜜，搅拌均匀。
③揭开盖，把搅拌匀的果汁倒入杯中即可饮用。

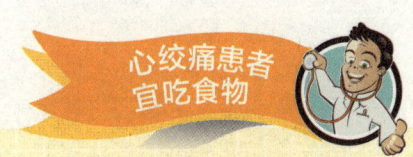

心绞痛患者宜吃食物

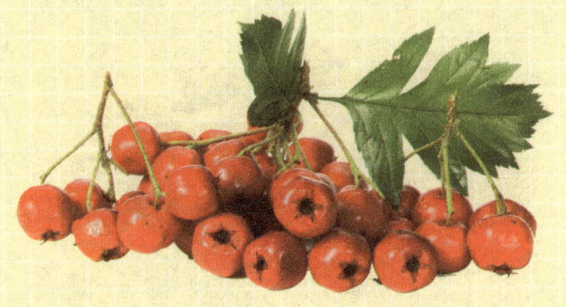

山楂

山楂性微温，味微酸、甘，归肝、胃、大肠经，具有消食化积、理气杀菌、活血化瘀等功效，能够疏通血管，非常适合心绞痛患者食用。

山楂菊花茶

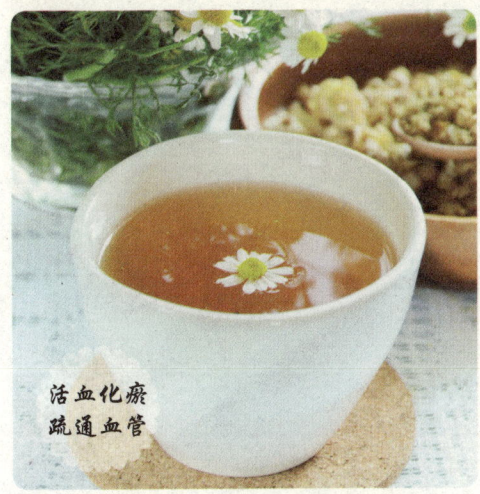

活血化瘀 疏通血管

材料： 鲜山楂90克，干菊花15克

做法： ①将山楂洗净，去除果核，把果肉切成小块，备用。
②向砂锅中注入适量清水，烧开，倒入洗净的干菊花，放入山楂，搅拌均匀，盖上盖，煮沸后用小火炖煮约10分钟，至食材析出营养成分，揭盖，转大火，略微搅拌一会儿。
③关火后盛出煮好的菊花茶，装入汤碗中，稍微冷却后饮用即可。

山楂黄精糙米饭

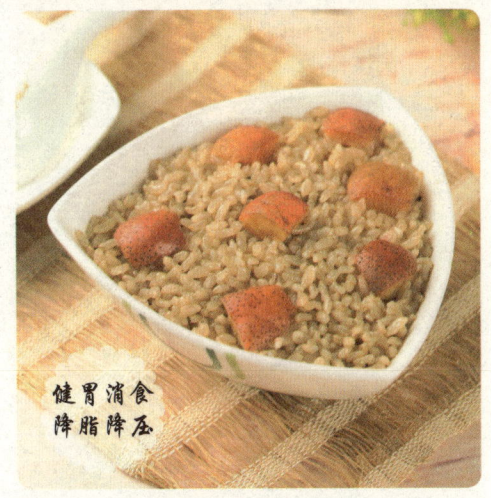

健胃消食 降脂降压

材料： 水发大米、水发糙米各90克，山楂50克，黄精6克

做法： ①将山楂洗净，去除果核，黄精洗净，切成小块，备用；大米、糙米洗净。
②向砂锅中注入适量清水烧开，放入黄精，煮沸后用小火煮约20分钟，取汁放入碗中，加入糙米、大米，搅匀后备用。
③取一个蒸碗，倒入拌好的食材摊匀铺平，撒上山楂；蒸锅上火烧开，放入蒸碗，用中火蒸至米粒熟软即可食用。

心绞痛患者宜吃食物

红枣

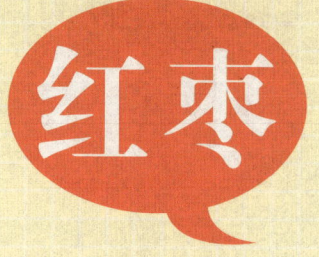

红枣性温、味甘,归心、脾、肝经,具有益气补血的功效。红枣中含有抗疲劳作用的物质,能增强人的耐力,增强人体抵抗力,非常适合疲惫乏力、少寐食少的心绞痛患者食用。

红枣枸杞米糊

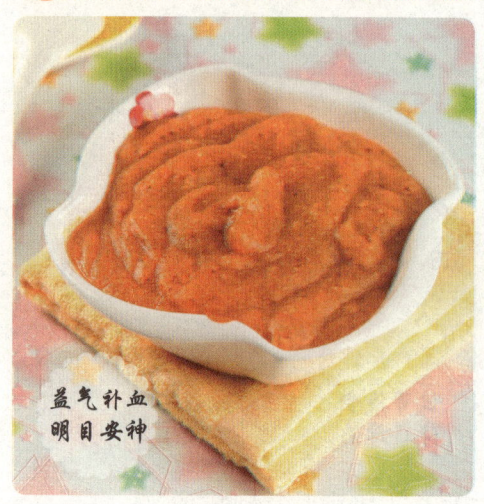

益气补血 明目安神

材料:米碎50克,红枣20克,枸杞10克

做法:①把红枣洗净,切开,去除果核,再切成丁。
②取榨汁机,选择搅拌刀座组合,放入洗好的枸杞,倒入红枣丁和泡发的米碎,选择"搅拌"功能把全部食材榨成碎末后取出。
③汤锅上火烧热,倒入红枣米浆搅拌均匀,用小火煮片刻至糊状即可。

红枣酿苦瓜

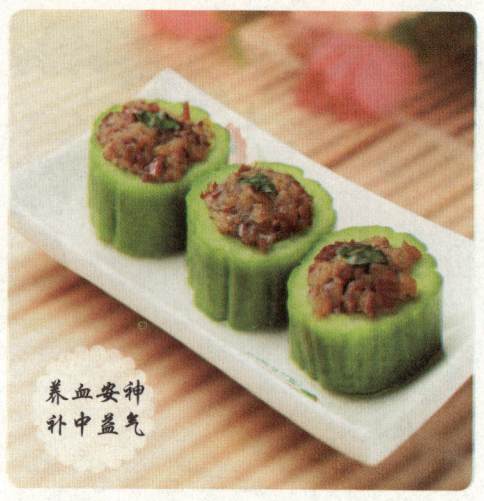

养血安神 补中益气

材料:苦瓜120克,红枣40克
调料:香茅叶少许

做法:①将苦瓜洗净,切成段,用勺子挖去瓤、籽,入开水中焯煮至断生,捞出备用。
②把洗净的红枣放入蒸锅中蒸15分钟后取出,去核后剁成枣泥。
③将处理好的苦瓜装入盘中,塞入枣泥,再放上洗净的香茅叶,放入蒸锅中,用大火蒸至食材熟透即可。

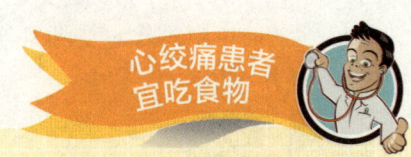

心绞痛患者宜吃食物

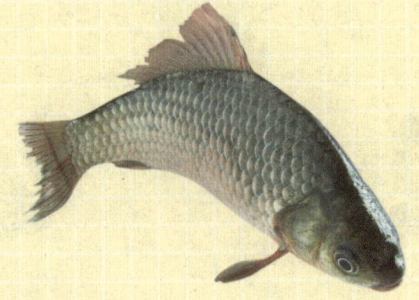

鲫鱼

鲫鱼性平、味甘，含有丰富的不饱和脂肪酸，能降低胆固醇水平。经常食用鲫鱼可以预防冠心病和缓解心绞痛。

黄花菜鲫鱼汤

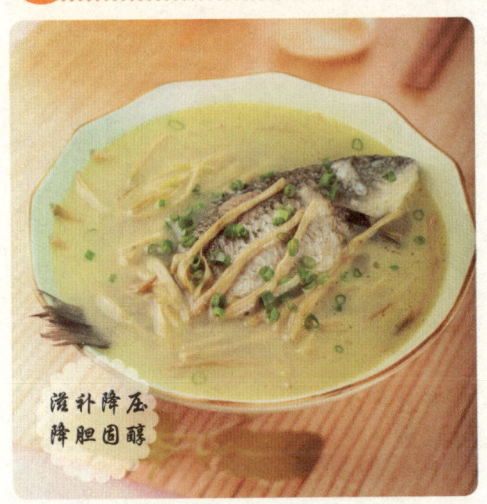

滋补降压
降胆固醇

- **材料**：鲫鱼350克，水发黄花菜170克
- **调料**：盐、鸡粉、料酒、胡椒粉、食用油、姜片、葱花各适量
- **做法**：①向锅中注入适量食用油烧热，加入姜片，爆香，放入处理干净的鲫鱼，煎出焦香味，盛出，待用。
②向锅中倒入适量开水，放入鲫鱼，加入调味料，倒入洗好的黄花菜，用中火煮3分钟，最后撒上葱花即可。

山药大蒜蒸鲫鱼

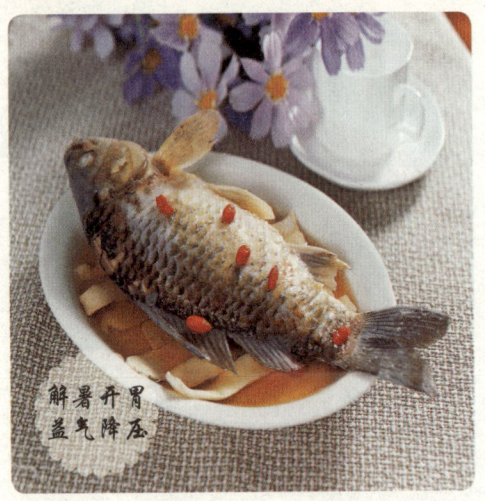

解暑开胃
益气降压

- **材料**：鲫鱼350克，山药100克，大蒜适量
- **调料**：盐、葱、姜、味精、黄酒各适量
- **做法**：①将鲫鱼洗净，用黄酒、盐腌15分钟；大蒜、葱洗净，切小段；姜洗净，切小片。
②山药去皮，洗净，切片，铺于碗底，放上鲫鱼。
③加调味料上笼蒸30分钟即可。

心绞痛患者宜吃食物

大蒜

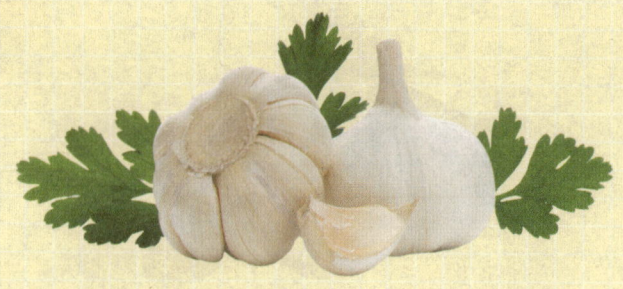

大蒜中含有大蒜精油，能调节血脂、血压和血糖，降低胆固醇，可以预防高血脂，并减少心绞痛的发生和血栓的形成。

黄瓜蒜片

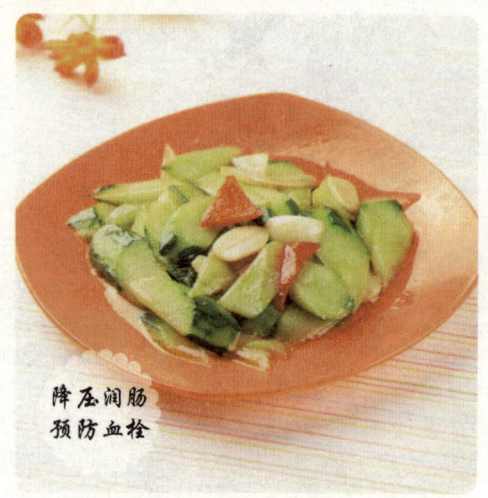

降压润肠 预防血栓

材料： 黄瓜140克，红椒12克，大蒜13克

调料： 盐2克，鸡粉2克，生抽2毫升，水淀粉、食用油各适量

做法： ①将大蒜洗净，去皮，切片；洗好的黄瓜切小块；洗净的红椒切小块。②用油起锅，倒入蒜片，用大火爆香，倒入红椒、黄瓜，翻炒匀至其熟软，加入盐、鸡粉，再淋入少许生抽，炒至入味。③加入水淀粉，翻炒均匀即可。

蒜蓉粉丝蒸鲍鱼

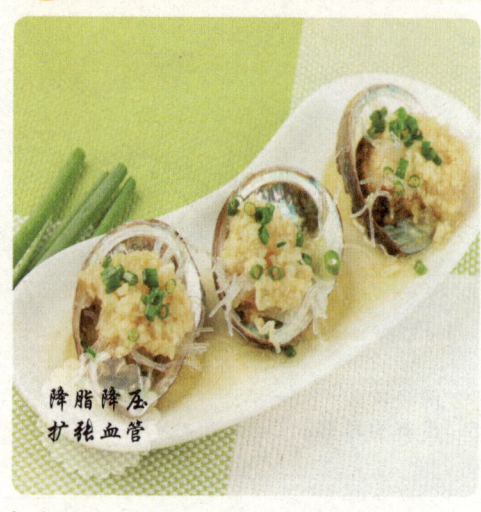

降脂降压 扩张血管

材料： 鲍鱼150克，水发粉丝50克

调料： 盐、鸡粉、生抽、油各适量，蒜末、葱花各少许

做法： ①将粉丝切成小段；鲍鱼肉和壳分开，清洗干净，肉上切花刀。②将蒜末倒入碗中，加入调味料，制成味汁，备用；取一个干净的蒸盘，将食材摆好，淋上味汁；蒸锅上火烧开，放入蒸盘，大火蒸约3分钟，取出，撒上葱花，淋上少许热油即可。

Part 7
心力衰竭

心力衰竭也称充血性心力衰竭或心功能不全。心力衰竭是由于心脏因疾病、过劳、排血功能减弱,导致排血量不能满足器官及组织代谢的需要而产生的。本章首先为读者介绍心力衰竭的症状、急救方法、病因和类型,然后介绍心力衰竭患者在饮食上适宜吃一些什么食物。

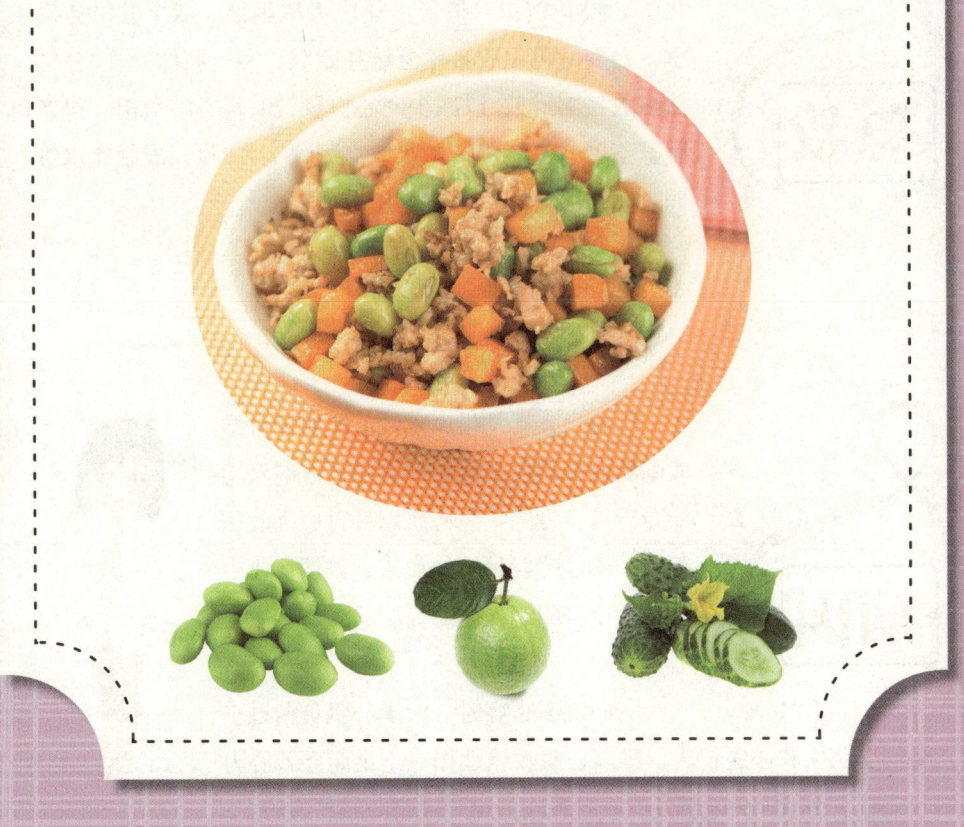

心力衰竭基础知识

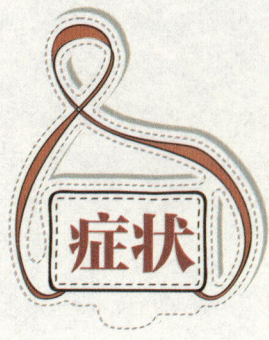

心力衰竭的临床表现与哪侧心室或心房受累有密切关系。左心衰竭的临床特点主要是左心房和（或）左心室衰竭引起肺瘀血、肺水肿；右心衰竭的临床特点是右心房和（或）右心室衰竭引起体循环静脉瘀血和水、钠潴留。在发生左心衰竭后，右心也常相继发生功能损害，最终导致全心衰竭，而出现右心衰竭时，左心衰竭的症状可有所减轻。

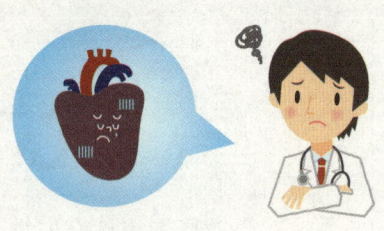

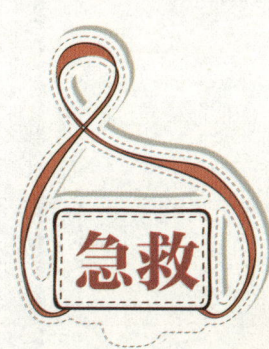

首先要让患者冷静下来，以减少恐惧和躁动。其后有条件者马上吸氧（急性肺水肿时吸氧可通过75%乙醇溶液湿化），松开领扣、裤带。让患者取坐位，双下肢沿床沿下垂，必要时可用胶带轮流结扎四肢，每一肢体结扎5分钟，然后放松5分钟，以减少回心血量，减轻心脏负担。患者口服氨茶碱、氢氯噻嗪（双氢克尿噻）各2片，限制饮水量，同时立即送患者去医院救治。

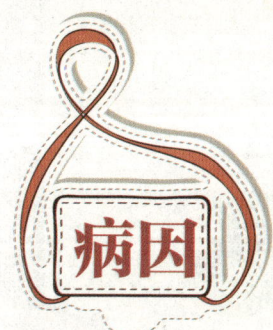

①心力衰竭是指原发性心肌肌原纤维收缩功能障碍所致的心力衰竭，此时泵功能障碍是原发的。当心肌因种种原因收缩无力，不能喷射足够的血液到外周血管中去以供全身组织代谢的需要时，就会发生心力衰竭。

②心脏瓣膜病时，由于心肌负荷过重而发生心肌肥大和心脏扩大，则因心肌收缩性相对不足而导致心力衰竭，此时泵功能障碍是继发的，且在除去瓣膜障碍时较易逆转。

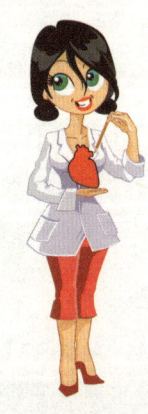

③由心肌以外的原因引起的心力衰竭，在晚期往往也伴有心肌损害。

④除了心脏本身的疾病，如先天性心脏病、心肌炎、心肌病、严重的心律失常、心内膜炎等，心脏以外的疾病，如急性肾炎、中毒性肺炎、中度贫血、溶血、大量静脉补液以及外科手术后的并发症等，也可以诱发心力衰竭。

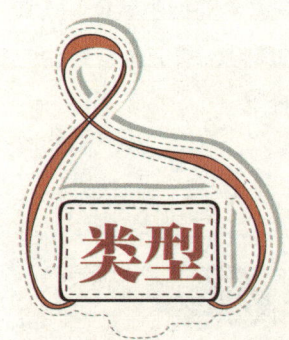

类型

（1）根据心脏的受损部位分类

①左心衰竭。主要是左心室搏出功能障碍，多见于冠状动脉粥样硬化性心脏病（冠心病）、高血压病、主动脉瓣狭窄或关闭不全、二尖瓣关闭不全等疾病。

②右心衰竭。主要是右心室搏出功能障碍，见于肺心病、三尖瓣或肺动脉瓣的疾病，并常继发于左心衰竭。

③全心衰竭。左、右心都发生衰竭称为全心衰竭，常见于以下几种情况：持久的左心衰竭可使右心负荷长期加重而导致右心衰竭；心肌炎、心肌病等病变如发生于全心，亦可引起全心衰竭。

（2）根据发病的速度分类

①急性心力衰竭。发病急骤，心输出量急剧减少，机体来不及充分发挥代偿作用，常伴有心源性休克。

②慢性心力衰竭。患者长期处于持续的心力衰竭状态，并伴有静脉瘀血和水肿等症状。

（3）根据心力衰竭时心输出量的高低分类

①低输出量性心力衰竭。常见于冠心病、高血压病、心肌病、心脏瓣膜病等。此类患者在基础状态下心输出量低于正常。

②高输出量性心力衰竭。继发于代谢增高或心脏后负荷降低的疾病，如甲状腺功能亢进症、贫血、维生素B_1缺乏病（脚气病）和动静脉瘘等。

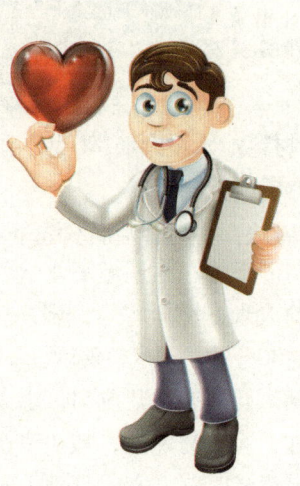

心力衰竭患者宜吃食物

大米

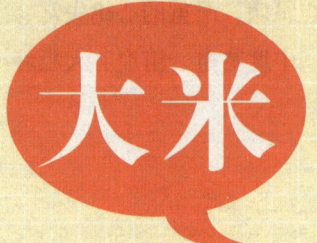

大米有补中益气、健脾养胃、通血脉、止烦渴的功效。其富含的维生素E可抗氧化、消融胆固醇；其中的优质蛋白，可降低血压升高的风险，增加血管弹性，从而预防出现心力衰竭。因此，大米非常适宜于心力衰竭患者食用。

香菇大米粥

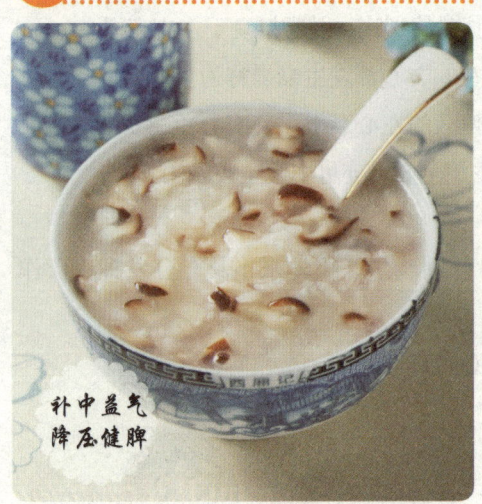

补中益气 降压健脾

材料：水发大米130克，香菇10克
调料：盐少许
做法：①将香菇泡发洗净，切丝。
②向砂锅中注入适量清水烧开，倒入洗净的大米，搅拌均匀，烧开后用小火煲煮约30分钟，至米粒熟软。
③倒入切好的香菇搅匀，小火续煮约10分钟，至食材熟透，放少许盐调味，转中火煮至入味，盛出装碗即可。

大米百合马蹄豆浆

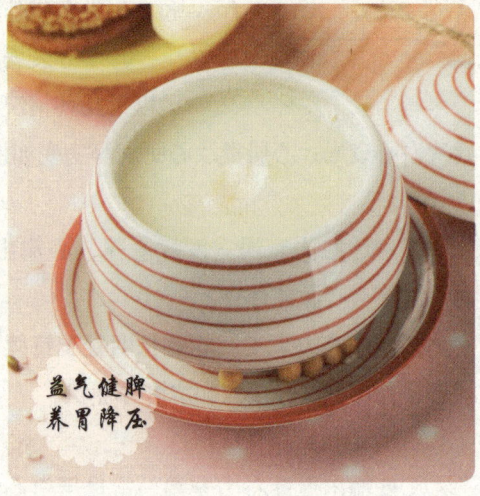

益气健脾 养胃降压

材料：黄豆100克，大米100克，鲜百合20克，马蹄50克
调料：白糖适量
做法：①将浸泡好的黄豆和大米分别洗净；鲜百合洗净；马蹄去皮，洗净。
②所有材料倒入豆浆机中，加适量清水，盖上豆浆机盖，选择"五谷"程序，打成浆，煮沸后倒入滤网滤取豆浆。
③倒入碗中，放白糖搅拌均匀至其溶化，待稍微放凉后即可饮用。

心力衰竭患者宜吃食物

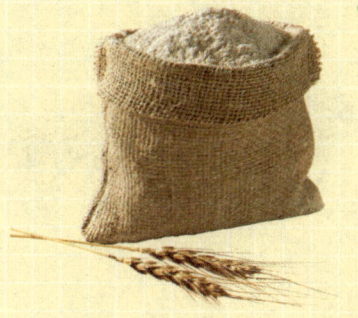

面粉

面粉性凉、味甘，归心经，含有糖类、膳食纤维、蛋白质、脂肪和维生素等多种营养成分，具有养心益肾、镇静益气、除热止渴的功效，对于体虚多汗、口干舌燥、心烦失眠的心力衰竭患者有一定辅助疗效。

鸡蓉玉米面

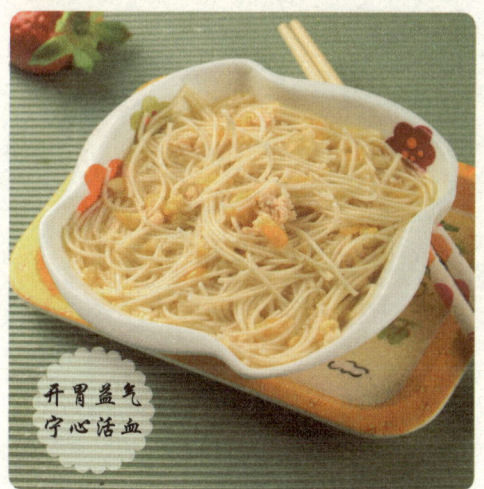

开胃益气 宁心活血

材料：水发玉米粒40克，鸡胸肉20克，面条30克

调料：食用油适量，盐少许

做法：①将玉米粒洗净，剁碎；将面条切成段；洗净的鸡胸肉剁成肉末。
②用油起锅，放肉末炒至变色，加水适量，放玉米蓉、盐拌匀调味，用大火煮至沸腾，放入面条，拌匀，用中火煮4分钟至食材熟透。
③盛出煮好的面条，装入碗中即可。

马蹄胡萝卜饺子

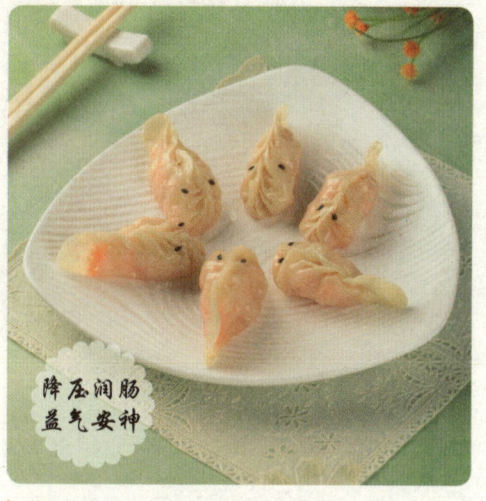

降压润肠 益气安神

材料：马蹄400克，胡萝卜200克，熟猪油20克，饺子皮适量

调料：盐、鸡粉各2克，香油3毫升

做法：①将马蹄、胡萝卜分别去皮，洗净，切粒，入沸水焯煮至断生，捞出装碗，放盐、鸡粉、熟猪油、香油制成馅。
②取饺子皮，将适量馅料放在饺子皮上，皮边缘蘸水，收口捏紧呈褶皱花边。
③将饺子生坯放入蒸锅中，大火蒸熟，取出装盘即可。

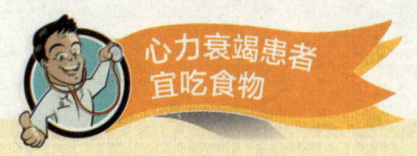

心力衰竭患者宜吃食物

小米

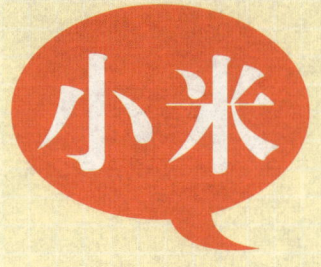

小米有健脾、和胃、安眠的功效。小米中富含人体必需的氨基酸,是体弱多病者的滋补保健佳品,适合心烦失眠、烦躁抑郁的心力衰竭患者食用。

小米胡萝卜泥

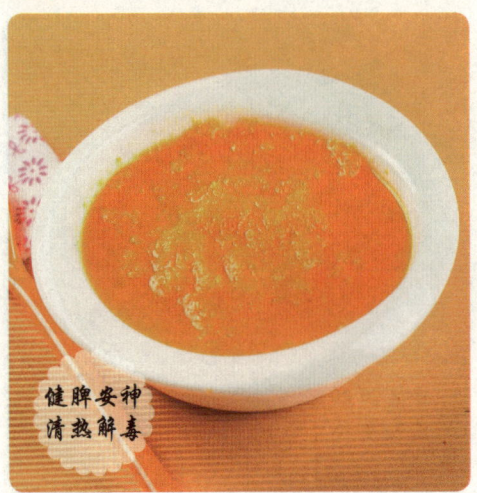

健脾安神 清热解毒

材料: 小米50克,胡萝卜90克

做法: ①胡萝卜洗净,切成粒,装入盘中,备用;小米淘洗净。
②向汤锅中注入适量清水,倒入小米,拌匀,用小火煮30分钟至小米熟烂,滤出米汤,装入碗中,待用。
③把胡萝卜放入烧开的蒸锅中,中火蒸10分钟至熟,把蒸熟的胡萝卜取出,和米汤一起榨成浓汁,倒入碗中即可。

小米香豆蛋饼

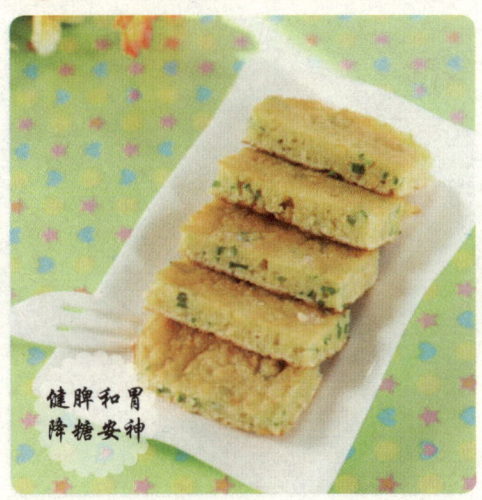

健脾和胃 降糖安神

材料: 面粉150克,鸡蛋2个,水发黄豆100克,四季豆70克,水发小米50克,泡打粉2克

调料: 盐3克,食用油适量

做法: ①将四季豆洗净,切碎;黄豆洗净,剁成末;锅中注入适量水烧开,倒入四季豆,煮至八成熟,捞出。
②将鸡蛋打入碗中,放入余下材料,搅至起劲,制成面糊;煎锅中倒入适量油烧热,倒入面糊,煎至两面金黄即可。

心力衰竭患者宜吃食物

高粱

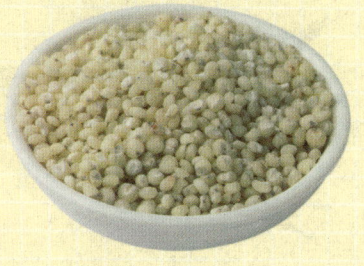

高粱具有凉血、解毒、健脾、止泻、燥湿祛痰、宁心安神的功效,非常适合有湿热且心烦不眠、不思饮食、消化不良症状的心力衰竭患者食用。

高粱小米豆浆

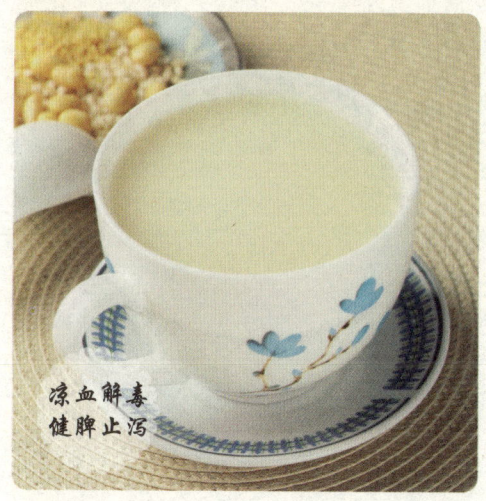

凉血解毒
健脾止泻

材料:黄豆100克,小米100克,高粱50克

调料:白糖适量

做法:①将黄豆泡发,洗净,小米和高粱洗净。
②将所有材料倒入豆浆机中,注入适量清水,至水位线即可。
③盖上豆浆机盖,选择"五谷"程序,打成浆,煮沸后倒入滤网滤取豆浆,倒入碗中,放白糖搅至溶化即可。

车前子绿豆高粱粥

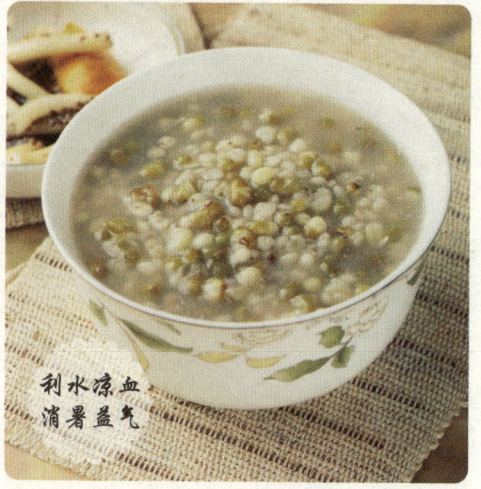

利水凉血
消暑益气

材料:车前子10克,绿豆100克,高粱50克

做法:①车前子洗净,绿豆、高粱均洗净。
②向砂锅中注水烧开,放入车前子,小火煮至其析出有效成分;将车前子捞出,把绿豆和高粱倒入砂锅中,用小火煮30分钟至熟软。
③搅拌片刻,将煮好的粥盛出,装入汤碗中即可。

心力衰竭患者宜吃食物

玉米

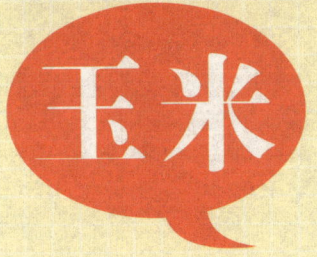

玉米性平、味甘，和胃、膀胱经，有健脾益胃、利水渗湿的作用，可以预防风湿性心脏病所引起的心力衰竭；玉米胚榨出的玉米油含有大量的不饱和脂肪酸，可以清除血液中的胆固醇，防止动脉粥样硬化和心力衰竭。

葫芦瓜玉米排骨汤

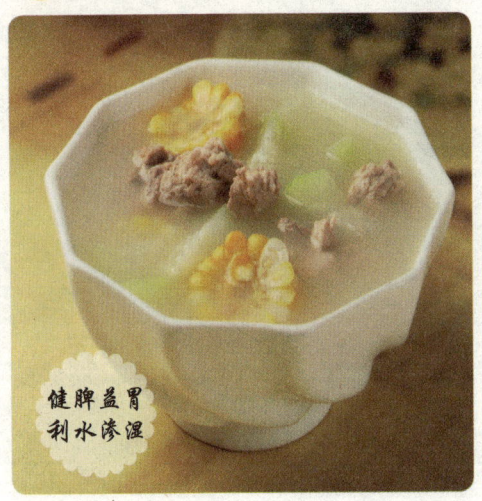

健脾益胃 利水渗湿

材料： 排骨段200克，葫芦瓜200克，玉米棒200克

调料： 盐、鸡粉、料酒、姜片各适量

做法： ①将玉米棒洗净，切段；葫芦瓜洗净，去皮，切块；排骨汆去血水，捞出。
②向砂锅中注水烧开，倒入排骨段，放姜片，淋料酒，倒入玉米棒，煮沸火煮约1小时，至排骨熟软。
③放入葫芦瓜，小火续煮至食材熟透，加盐、鸡粉调味，续煮至入味即可。

玉米苹果豆浆

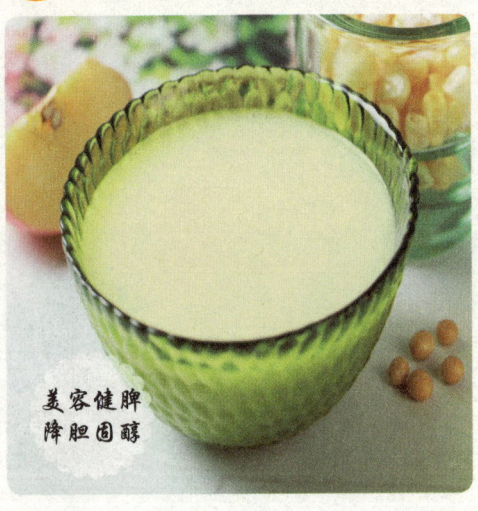

美容健脾 降胆固醇

材料： 黄豆100克，鲜玉米100克，苹果50克

调料： 白糖适量

做法： ①将黄豆泡软，洗净；玉米洗净；苹果洗净后切成小块。
②将所有材料倒入豆浆机中，加适量水。
③盖上豆浆机盖，选择"五谷"程序，打成浆，煮沸后倒入滤网，滤取豆浆，倒入碗中，放入白糖，搅拌均匀至其溶化，待稍微放凉后即可饮用。

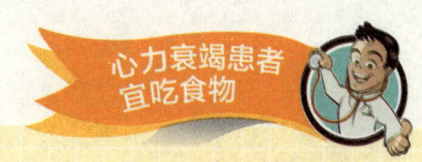

心力衰竭患者宜吃食物

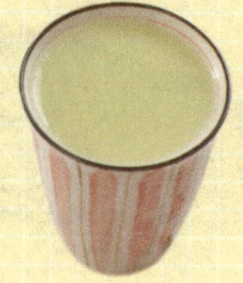

豆浆

豆浆具有清火润肠、降脂降糖、化痰补虚、增强免疫力等功效，常饮鲜豆浆对高血压、冠心病、动脉粥样硬化和心力衰竭患者有很好的食疗作用。

荞麦山楂豆浆

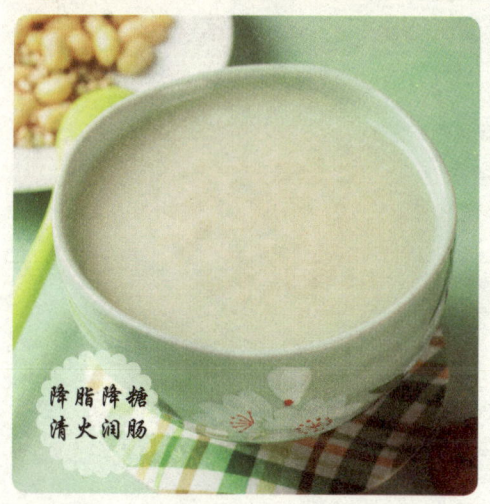

降脂降糖
清火润肠

材料：黄豆100克，荞麦50克，山楂20克

调料：白糖适量

做法：①将黄豆泡软，洗净；荞麦洗净；山楂洗净，切小块。
②将所有材料放入豆浆机中，加适量水。
③盖上豆浆机盖，选择"五谷"程序，打成浆，煮沸后倒入滤网，滤取豆浆，倒入碗中，放入白糖，搅拌均匀至其溶化，待稍微放凉后即可饮用。

腰果小米豆浆

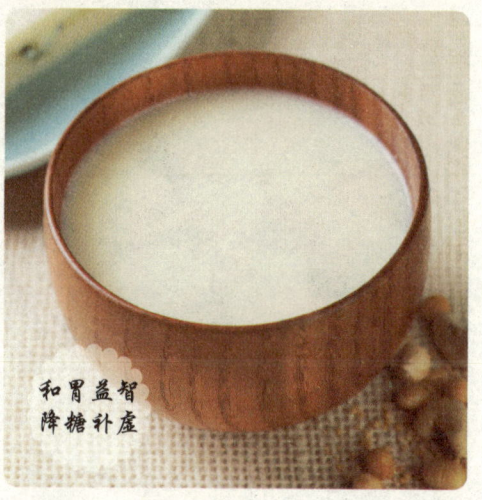

和胃益智
降糖补虚

材料：黄豆100克，小米100克，腰果20克

调料：白糖适量

做法：①将黄豆泡软，洗净；小米和腰果洗净。
②将所有材料倒入豆浆机中，加适量水。
③盖上豆浆机盖，选择"五谷"程序，打成浆，煮沸后倒入滤网，滤取豆浆，倒入碗中，放入白糖，搅拌均匀至其溶化，待稍微放凉后即可饮用。

心力衰竭患者宜吃食物

白菜

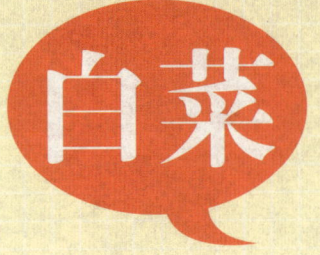

白菜性平,味甘,归胃、大肠经。具有通利肠胃、清热解毒、止咳化痰、利尿养胃的功效,对于风湿性心脏病和动脉粥样硬化引起的心力衰竭及其他心血管疾病都有预防作用。

白菜肉卷

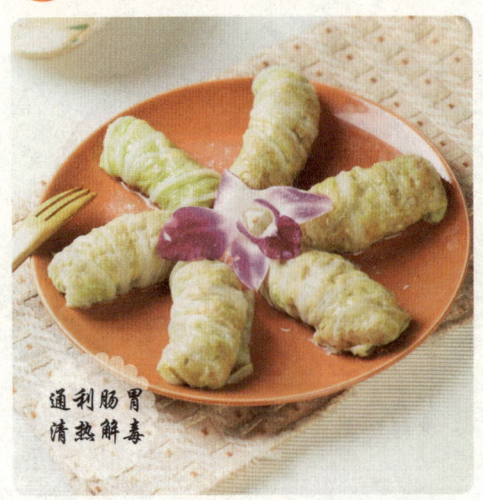

通利肠胃 清热解毒

材料:白菜400克,牛肉末200克

调料:盐3克,鸡粉2克,胡椒粉、生粉、生抽、白醋、水淀粉、食用油各适量

做法:①将牛肉末装碗,放盐、鸡粉、生抽、胡椒粉、水淀粉,搅匀制成馅,备用;白菜洗净,切成方块待用。
②案板上撒生粉,铺平白菜,放适量肉馅抹匀、压平、卷起,制成白菜卷。
③放入蒸锅,中火蒸约10分钟,至食材熟透。取出待凉,切段摆盘即可。

虾米白菜豆腐汤

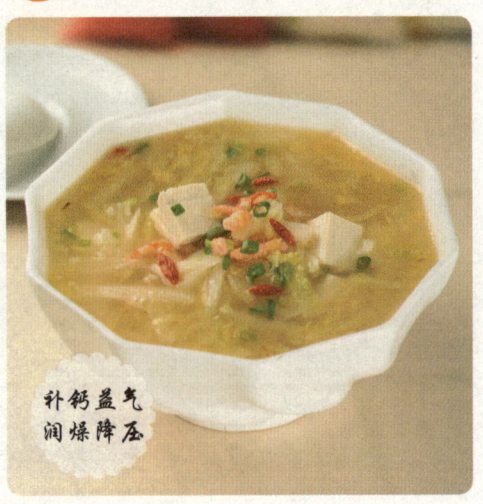

补钙益气 润燥降压

材料:虾米20克,豆腐90克,白菜200克,枸杞15克

调料:盐2克,鸡粉2克,料酒10毫升,食用油适量,葱花少许

做法:①豆腐洗净,切成小方块;白菜洗净,切成丝,备用。
②用油起锅,放虾米炒香,放白菜翻炒,淋料酒,加适量水,加入洗净的枸杞煮沸,放豆腐块煮沸,加盐、鸡粉搅匀调味,盛出装碗,撒上葱花即可。

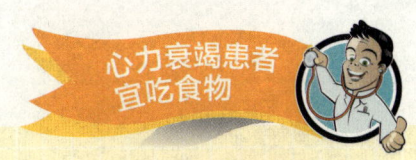

心力衰竭患者宜吃食物

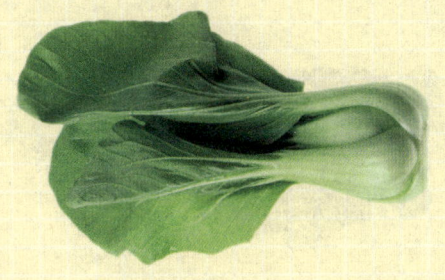

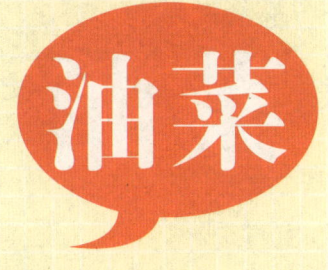

油菜性温、味辛，归肺、肝经，具有活血化瘀、消肿解毒、促进血液循环的功效，对于由各种心脏病引起的心力衰竭都有显著的食疗效果。

猴头菇扒油菜

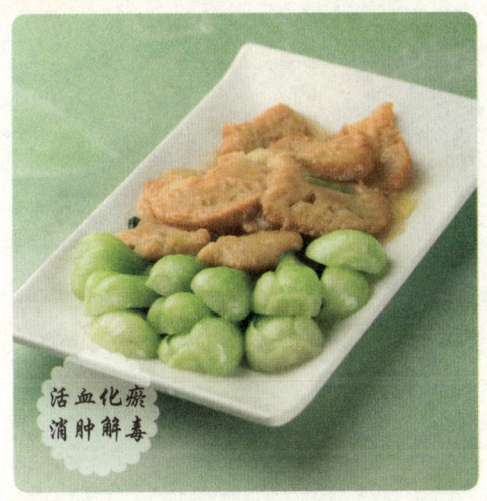

活血化瘀
消肿解毒

材料：油菜200克，水发猴头菇70克

调料：盐3克，料酒5毫升，水淀粉4毫升，胡椒粉、食用油各适量，鸡汤150毫升，姜片、葱段各少许

做法：①将油菜洗净，切成瓣，焯水断生摆盘；猴头菇洗净，切片，焯水断生。②用油起锅，放姜片、葱段爆香，倒入猴头菇快炒，淋料酒提味，倒入鸡汤，煮沸，加适量盐、胡椒粉调味，加入水淀粉勾芡，盛出盖在油菜上即可。

香菇蛋花油菜粥

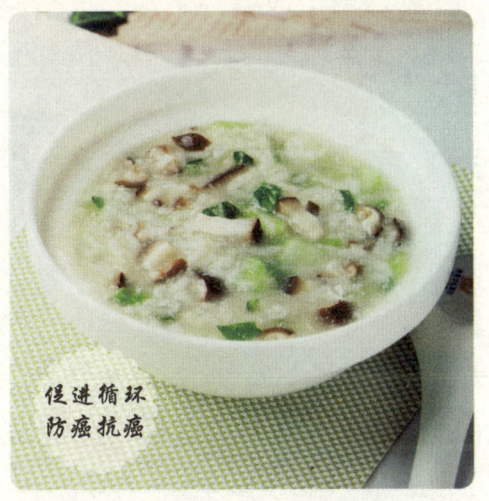

促进循环
防癌抗癌

材料：水发香菇45克，油菜100克，水发大米150克，鸡蛋1个

调料：盐3克，鸡粉2克，食用油适量

做法：①将油菜和香菇洗净切粒；鸡蛋打开，取蛋清，备用。②向砂锅中注水烧开，倒入洗净的大米，煮沸后小火煮30分钟至熟，放香菇粒、油菜，淋食用油，加适量盐、鸡粉调味，倒入蛋清，搅拌均匀，略煮片刻即可。

心力衰竭患者宜吃食物

芥菜

芥菜性凉,味甘、淡,归肝、胃经,有健脾利水、止血解毒、降压的功效,对于风湿性心脏病、高血压心脏病所引起的心力衰竭有预防功效。

芥菜瘦肉豆腐汤

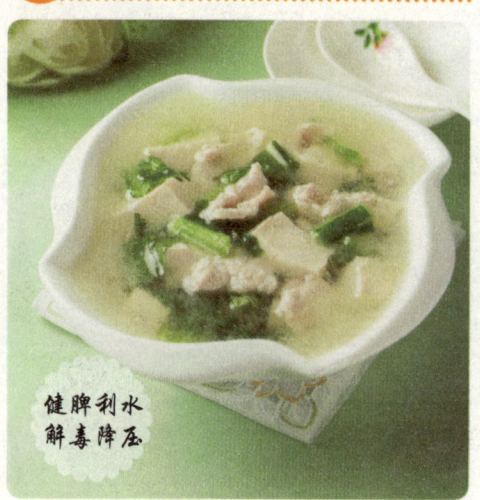

健脾利水 解毒降压

材料: 豆腐350克,芥菜70克,猪瘦肉80克

调料: 盐3克,鸡粉3克,胡椒粉、香油、食用油各适量

做法: ①将芥菜洗净,切段;豆腐洗净,切块;猪瘦肉洗净,切薄片,加盐、鸡粉、食用油,腌渍10分钟。
②用油起锅,放芥菜段翻炒,加水适量,煮沸后放豆腐块、肉片,加鸡粉、盐,撒胡椒粉,淋香油,煮至入味即可。

芥菜魔芋汤

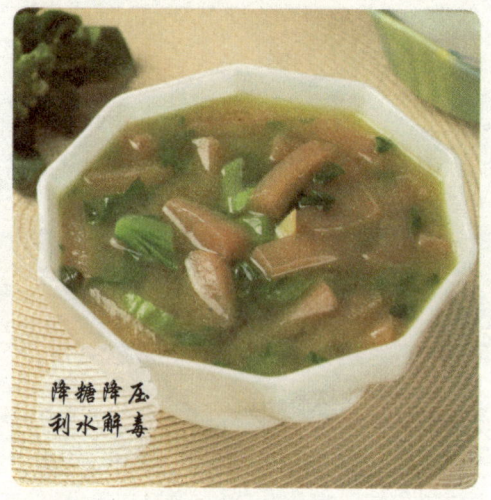

降糖降压 利水解毒

材料: 芥菜130克,魔芋180克

调料: 盐2克,鸡粉2克,料酒、食用油各适量,姜片少许

做法: ①将魔芋和芥菜分别洗净,切成小块;魔芋洗净后入开水中焯煮至断生,装盘待用。
②用油起锅,放姜片爆香,放芥菜炒匀,淋料酒,加适量水,倒入魔芋搅匀,放鸡粉、盐调味,煮熟装碗即可。

心力衰竭患者宜吃食物

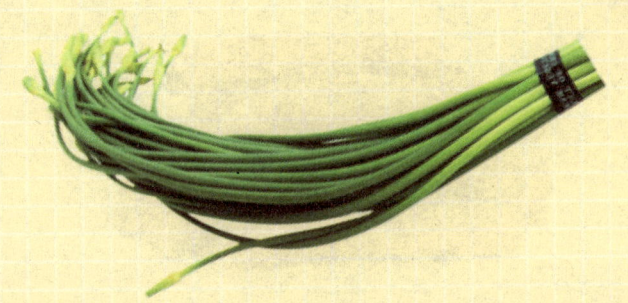

蒜薹

蒜薹中所含的大蒜素和大蒜新素可以抑制痢疾杆菌、大肠杆菌和金黄色葡萄球菌等细菌的生长繁殖，有抗菌消毒的作用。蒜薹中含有丰富的维生素C，具有降血脂及预防动脉粥样硬化和其他心血管疾病的作用，可防止血栓形成。

蒜薹木耳炒肉丝

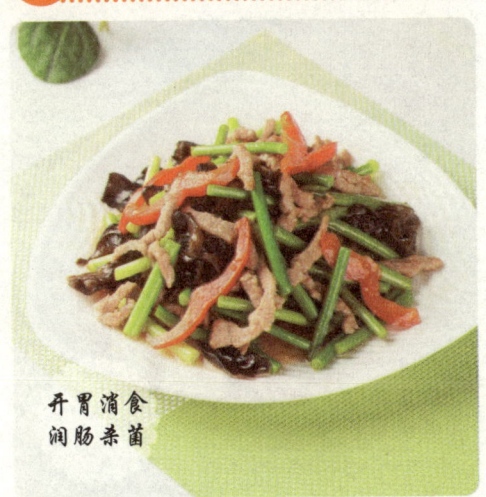

开胃消食
润肠杀菌

材料：蒜薹300克，猪瘦肉200克，彩椒块50克，水发木耳40克

调料：盐3克，鸡粉2克，生抽6毫升，水淀粉、食用油各适量

做法：①将木耳洗净，切块，彩椒洗净，蒜薹洗净，切段；猪瘦肉洗净，切丝，放盐、鸡粉、水淀粉、油腌渍入味。②用油起锅，倒入肉丝快炒，淋生抽提味，倒入其他材料炒至变软，加鸡粉、盐调味，用水淀粉勾芡，炒至熟软即可。

蒜薹炒鸭胗

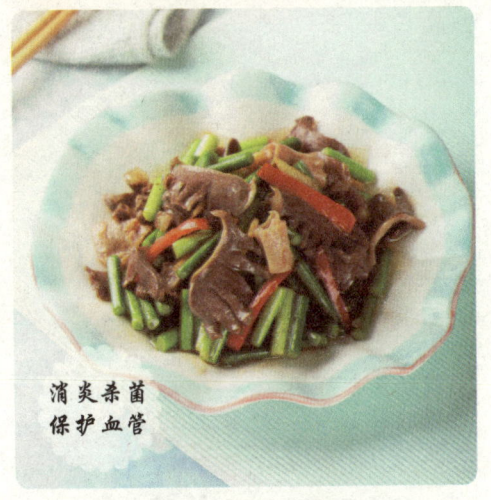

消炎杀菌
保护血管

材料：鸭胗100克，蒜薹150克

调料：食用油8克，盐5克，料酒3毫升，葱、姜、生抽、干辣椒各适量

做法：①将鸭胗洗净，切成片，用料酒、盐腌15分钟；蒜薹洗净，切段，备用；葱、姜洗净切丝，干辣椒切段。②锅中放油烧热，放葱段、姜丝、干辣椒爆香，放鸭胗快炒，加生抽、料酒翻炒几下盛出待用。另起油锅，放入蒜薹炒2分钟，放鸭胗翻炒，加盐调味即可。

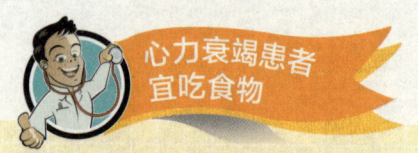

胡萝卜

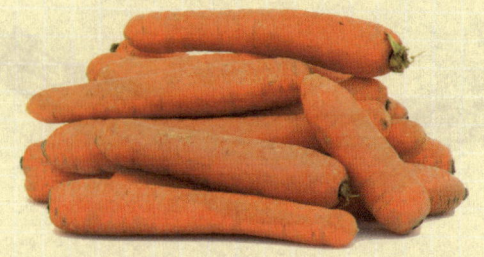

胡萝卜有健脾和胃、补肝明目、清热解毒、透疹止咳的功效，还能预防动脉粥样硬化和血栓的形成，增加冠状动脉血流量，对高血压、心脏病引起的心力衰竭有一定的食疗作用。

肉末胡萝卜炒青豆

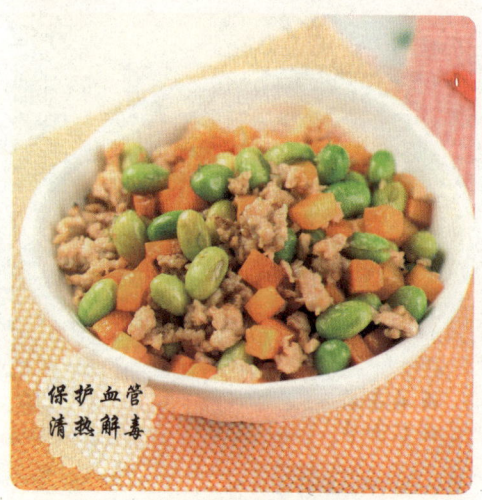

保护血管
清热解毒

▼ **材料**：肉末、青豆各90克，胡萝卜100克

调料：盐3克，鸡粉少许，生抽4毫升，水淀粉、食用油各适量，姜末、蒜末、葱末各少许

做法：①将胡萝卜洗净，切粒，青豆洗净，分别入开水中焯至断生，捞出备用。②用油起锅，倒入肉末快炒，放姜末、蒜末、葱末炒香，淋生抽炒匀；倒入焯熟的食材翻炒，放盐、鸡粉炒至熟透，水淀粉勾芡，中火炒熟即可。

胡萝卜丝炒豆腐

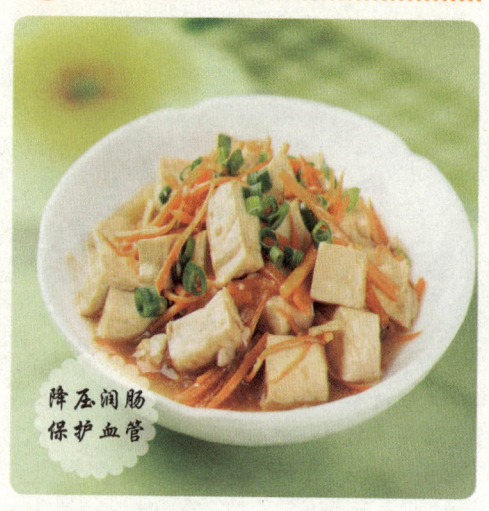

降压润肠
保护血管

▼ **材料**：胡萝卜85克，豆腐200克

调料：盐3克，鸡粉2克，生抽、老抽、水淀粉、食用油各适量，蒜末、葱花各少许

做法：①将豆腐洗净，切块；胡萝卜洗净，去皮切丝，分别焯至断生，捞出备用。②用油起锅，放蒜末爆香，放豆腐和胡萝卜丝翻炒，加适量水、盐、鸡粉，淋生抽、老抽拌匀，煮至食材入味，加水淀粉勾芡，快炒至熟烂，撒上葱花即可。

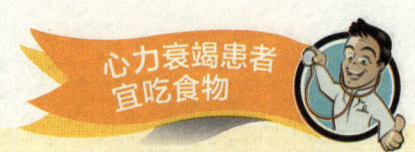

心力衰竭患者宜吃食物

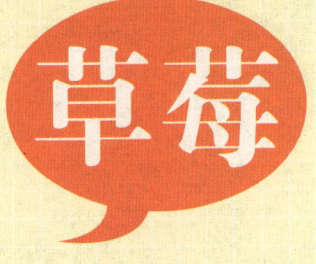

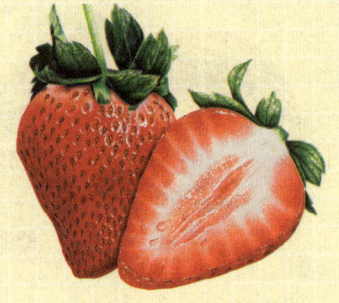

草莓性凉，味甘、酸，归肺、脾经，具有生津润肺、养血润燥的功效。草莓中含丰富的维生素C，具有降血脂及预防动脉粥样硬化和其他心血管疾病的作用。

草莓酸奶昔

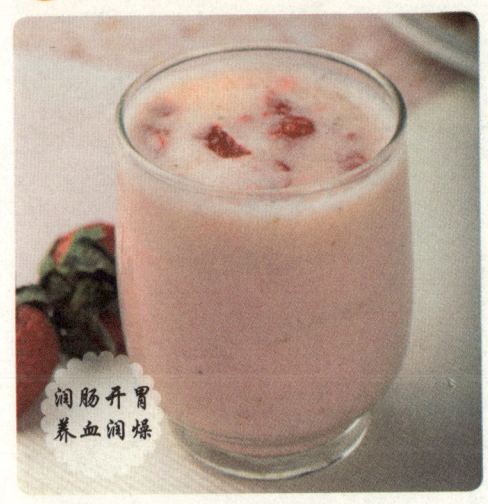

润肠开胃
养血润燥

- **材料**：酸奶300克，草莓60克
- **调料**：白糖少许
- **做法**：①将草莓洗净，切小块，备用。②取榨汁机，选择搅拌刀座组合，倒入部分切好的草莓和备好的酸奶，撒上少许白糖，再盖好盖，通电后选取"榨汁"功能榨出果汁。③断电后倒出果汁，装入杯中，点缀上余下的草莓即可。

草莓牛奶羹

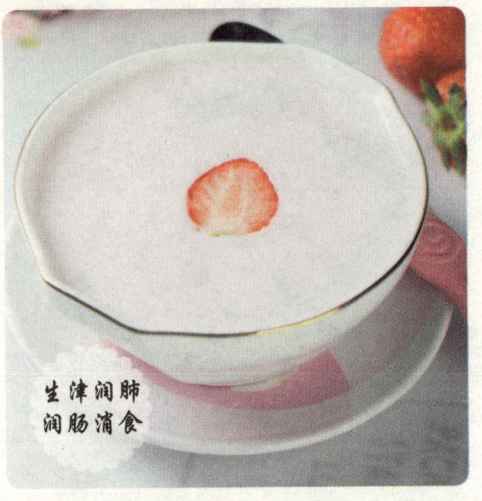

生津润肺
润肠消食

- **材料**：草莓70克，牛奶100克
- **调料**：冰糖20克
- **做法**：①将草莓洗净，切碎。②将草莓和牛奶一起放入榨汁机中，榨取果汁。③将果汁倒入砂锅中，用小火煮沸，加入适量冰糖煮至溶化，搅拌均匀，盛出即可。

心力衰竭患者宜吃食物

猪瘦肉

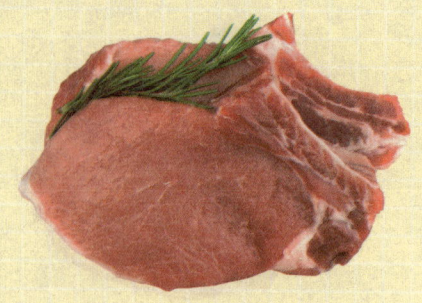

猪 瘦肉中的脂肪较少，蛋白质含量高，还含有B族维生素，适合风湿性心脏病引起的心力衰竭患者食用。

马蹄炒肉片

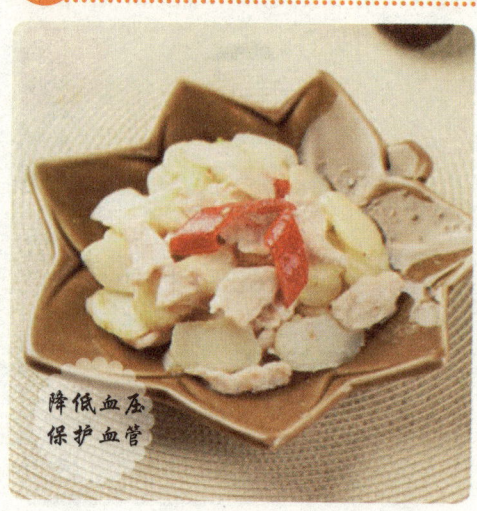

降低血压
保护血管

材料：马蹄肉100克，猪瘦肉150克，红椒35克

调料：蒜末、盐、水淀粉、油各适量

做法：①将马蹄肉洗净，切成片；红椒洗净，切小块；猪瘦肉洗净，切片，装入碗中，加入调味料，腌渍10分钟至入味。②向锅中注入适量水烧开，倒入马蹄、红椒，煮至断生，捞出；用油起锅，放入蒜爆香，倒入肉片，炒匀，放入马蹄和红椒，炒匀，加入盐、水淀粉勾芡即可。

芦笋瘦肉汤

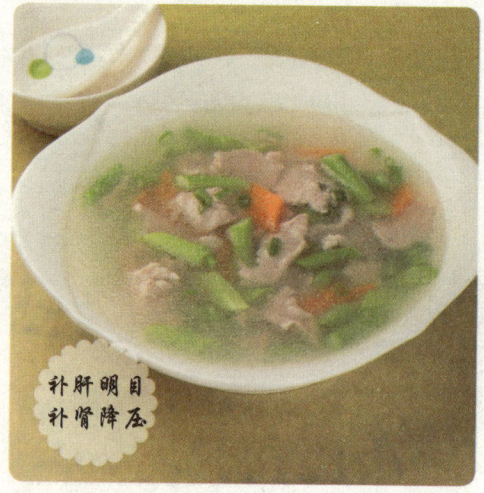

补肝明目
补肾降压

材料：猪瘦肉100克，芦笋90克，胡萝卜60克

调料：盐3克，鸡粉、水淀粉、食用油各适量，葱花少许

做法：①将芦笋洗净，切段，胡萝卜洗净，去皮，切片，分别焯水断生；猪瘦肉洗净切片，放盐、鸡粉、水淀粉腌渍入味。②向锅中注水烧开，放胡萝卜片、芦笋、肉片，煮至食材熟透，加盐、鸡粉调味。③关火后盛出装碗，撒上葱花即可。

心力衰竭患者宜吃食物

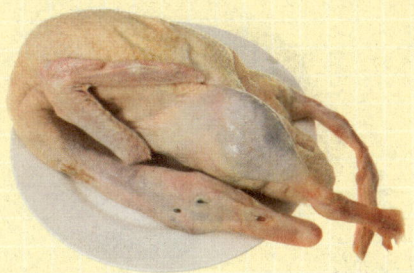
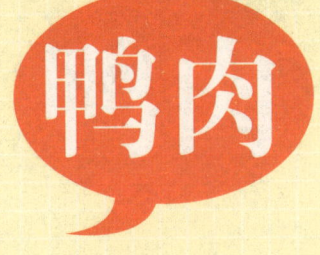

鸭肉

鸭肉不仅脂肪含量低，而且所含脂肪主要是不饱和脂肪酸，能起到保护心脏的作用。鸭肉还富含蛋白质和维生素E，适合由风湿性心脏病引起的心力衰竭患者食用。

砂锅鸭肉面

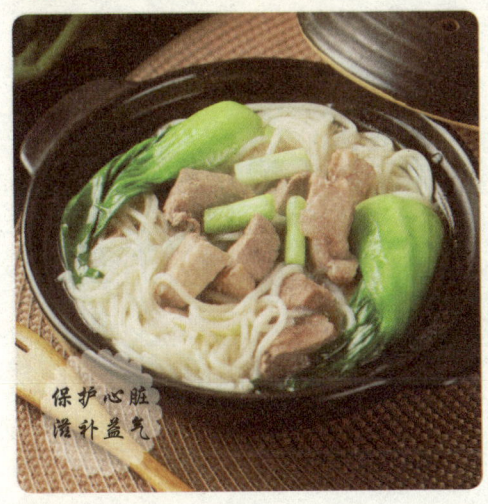

保护心脏 滋补益气

材料：鸭肉块500克，面条200克，油菜150克

调料：料酒3毫升，鸡粉3克，盐3克，姜片少许

做法：①将鸭肉块洗净，入开水中氽去血水，捞出；油菜洗净，从中间切开。②向砂锅中注水，放姜片，倒入氽过水的鸭肉块，淋入少许料酒，用大火煮沸后改小火煮60分钟，下面条和油菜煮3分钟后，加盐、鸡粉搅拌均匀盛出即可。

莴笋玉米鸭丁

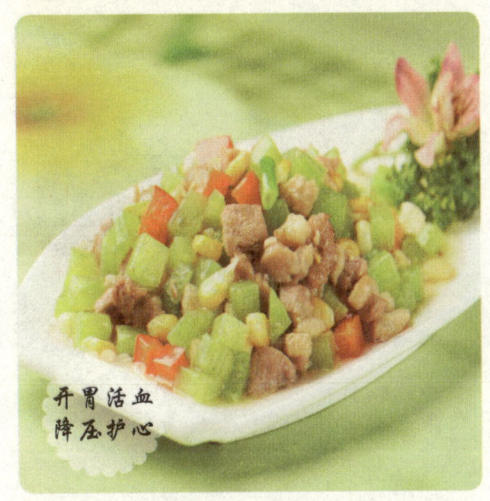

开胃活血 降压护心

材料：鸭胸肉、莴笋各150克，玉米粒90克，彩椒块50克

调料：盐、鸡粉各3克，料酒、生抽、水淀粉、食用油各适量，蒜末、葱段各少许

做法：①将莴笋去皮，洗净，切丁；彩椒块、玉米粒分别洗净，焯水断生；鸭胸肉洗净，切丁，加盐、料酒、生抽腌渍。②用油起锅，放鸭肉丁翻炒，淋生抽、料酒提味，放蒜末、葱段、其他食材炒软，加盐、鸡粉调味，用水淀粉勾芡即可。

心力衰竭患者宜吃食物

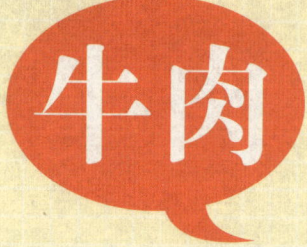

牛肉

牛肉含有丰富的蛋白质，具有补脾胃、益气血、强筋骨的功效，适合脾弱不运、水肿、腰膝酸软、头晕目眩的心力衰竭患者食用。

西芹牛肉卷

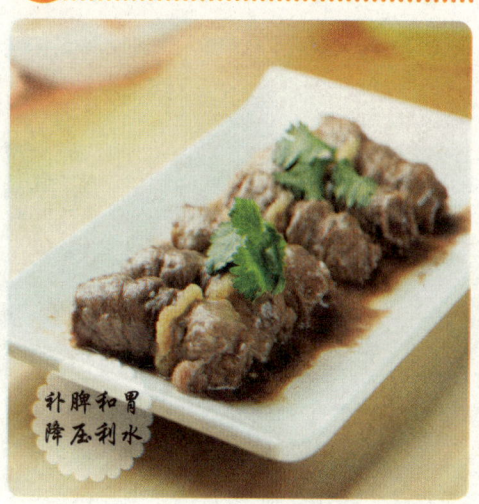

补脾和胃 降压利水

材料： 牛肉300克，胡萝卜70克，西芹70克

调料： 盐4克，鸡粉2克，生抽4毫升，水淀粉适量

做法： ①将西芹和胡萝卜洗净，切粗丝，分别焯水至断生，捞出备用；牛肉洗净，切片，加生抽、盐、水淀粉腌渍入味。②牛肉片摊平，放西芹和胡萝卜丝后卷起包紧，制成肉卷生坯，入蒸锅大火蒸约5分钟，至肉卷熟透，取出摆盘即可。

红花炖牛肉

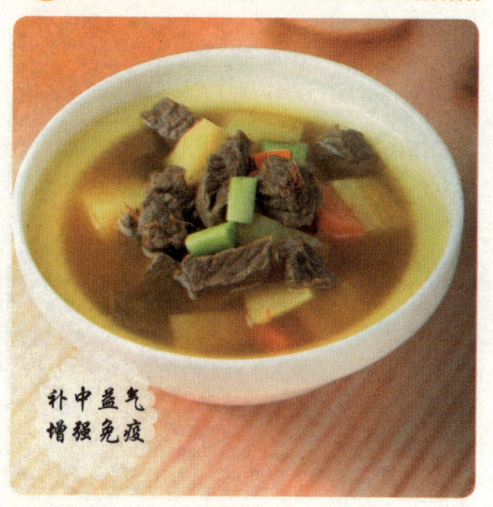

补中益气 增强免疫

材料： 牛肉300克，土豆200克，胡萝卜70克，红花10克

调料： 料酒、盐、姜片、葱段各适量

做法： ①将土豆去皮，洗净，切丁；胡萝卜洗净，切块；牛肉洗净，切丁，焯去血水后备用。②向砂锅中注水烧开，倒入牛肉丁、洗净的红花，淋料酒，烧开后小火炖90分钟，倒入土豆、胡萝卜搅匀，小火炖15分钟，加盐调味，至食材入味，盛出装碗即可。

Part 8
心肌梗死

急性心肌梗死是冠状动脉急性、持续性缺血缺氧所引起的心肌坏死。本章介绍了有关心肌梗死的一些基础常识,然后介绍心肌梗死患者在饮食上适宜吃什么。除了饮食上注意以外,对于该病来说,积极配合医生进行治疗,缓解症状、控制病情进展是治疗的主要目标。

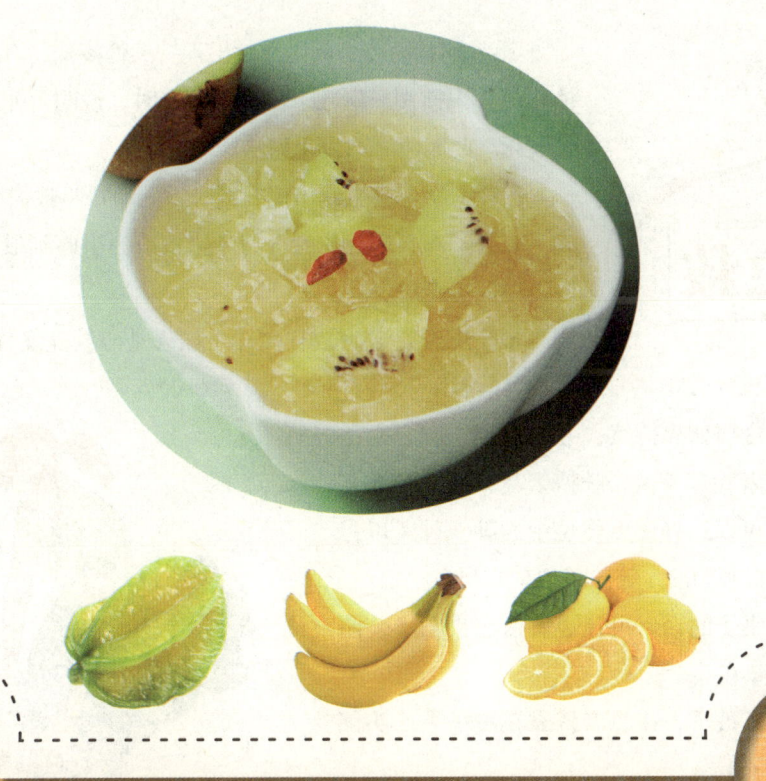

心肌梗死基础知识

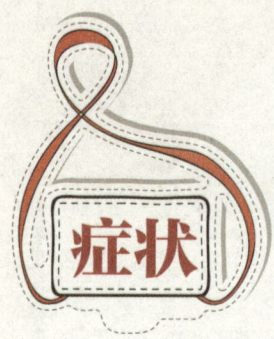

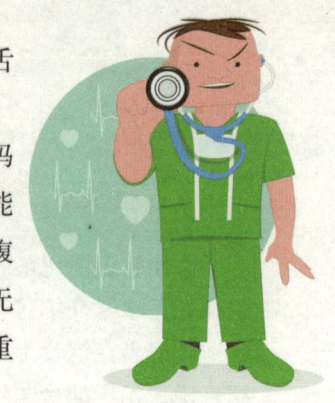

急性心肌梗死最常见、最突出的症状是胸痛。胸痛的性质和部位与以往的心绞痛相似(也有过去没有心绞痛病史的),但程度要严重得多,持续时间也更长,甚至达到数小时至数天。疼痛往往难以忍受,以至冷汗淋漓、烦躁不安。舌下含服硝酸甘油片往往无效,需要注射麻醉性镇痛剂,如吗啡、哌替啶(杜冷丁)等才能使疼痛减轻。除疼痛外,约1/3的患者有恶心、呕吐、腹胀等消化系统症状,有的患者还有头痛、心慌、出汗、无力、呼吸困难、面色苍白,甚至晕厥等症状。当出现严重并发症时,则出现相应的临床症状,如急性肺水肿。

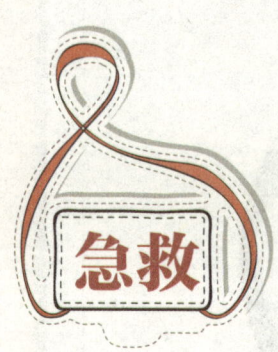

患者胸骨后或心前区突然出现持续性疼痛,并伴有全身抽搐、意识模糊、呕吐、休克等症状时,说明可能是患了心肌梗死。此时应采取以下做法:

①在密切观察生命体征的同时,立即呼叫救护车。

②松解衣服,让患者保持半坐位或患者感到最舒服的体位,并保持绝对安静。

③让患者先含硝酸甘油片(如果是心绞痛发作,5分钟之内可缓解)。

剧烈疼痛如果持续,并放射到左腕、左手背部,患者脸色苍白,脉搏紊乱,此时是非常危险的。可以选择以下体位中的某一种(以患者感到最舒服为准)等候救护车的到来。

①有桌子的话,可让患者伏在桌子上,两手当枕,垫在头下。

②叠高被子,让患者背靠在被子上,头部也倚在被子上。

③垫好枕头,让患者仰卧并适度垫高脚跟。

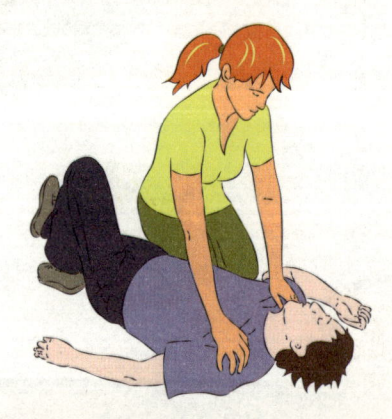

由于急性心肌梗死的死亡率非常高，所以必须送入冠心病监护病房(CCU)或重症监护病房(ICU)抢救。有多次发作的，口含硝酸甘油片会有所缓解，若硝酸甘油片无效或者比较肯定是心肌梗死时，应立即送医院抢救。

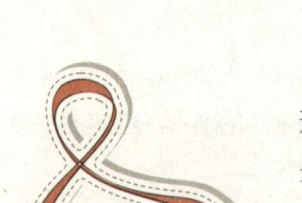

病因

心肌梗死90%以上是由于冠状动脉粥样硬化病变基础上形成血栓而引起的，较少见于冠状动脉痉挛，少数由栓塞、炎症、畸形等造成管腔狭窄闭塞，使心肌严重而持久缺血达1小时以上即可发生心肌坏死。心肌梗死发生常有一些诱因，包括过劳、情绪激动、大出血、休克、脱水、外科手术或严重心律失常等因素。

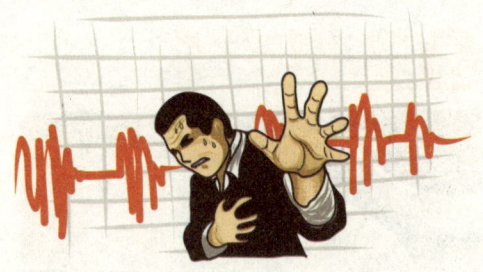

类型

按照心肌梗死发生机制的不同，可将其分为以下几类：

◆ 自发性心肌梗死：与原发的冠状动脉事件相关，如斑块破裂引起的心肌缺血。

◆ 继发性心肌梗死：心肌梗死是继发于心肌供氧和耗氧不平衡导致的心肌缺血，如冠状动脉痉挛、贫血、冠状动脉栓塞、心律失常或低血压。

◆ 心脏性猝死：指疑似为心肌缺血导致的心源性猝死。有心肌缺血的症状和新出现的ST段抬高或新的左束支传导阻滞（LBBB），在未及采集血样之前就死亡。

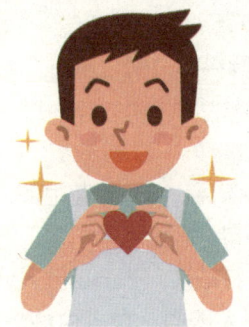

心肌梗死患者宜吃食物

糙米

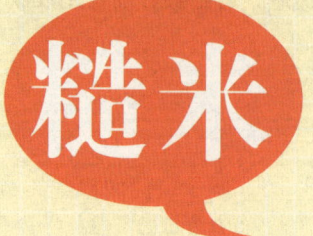

糙米味甘,性温,归脾、胃经。其营养非常全面,能够提高人体免疫力、加速血液循环,对于预防心血管疾病、贫血等效果显著。糙米中的膳食纤维还能与胆汁中的胆固醇结合,促使胆固醇排出体外,适合心肌梗死患者食用。

糙米花生浆

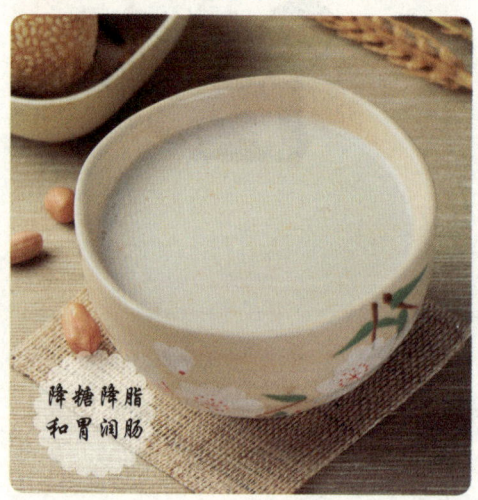

降糖降脂 和胃润肠

材料: 黄豆100克,糙米100克,花生20克

调料: 白糖适量

做法: ①将黄豆泡软,洗净;糙米和花生洗净。
②将黄豆、糙米和花生倒入豆浆机中,加水适量,盖上豆浆机盖,选择"五谷"程序,打成浆,煮沸后倒入滤网滤取豆浆。
③倒入碗中,放入白糖,搅拌均匀至其溶化,待稍微放凉后即可饮用。

糙米燕麦饭

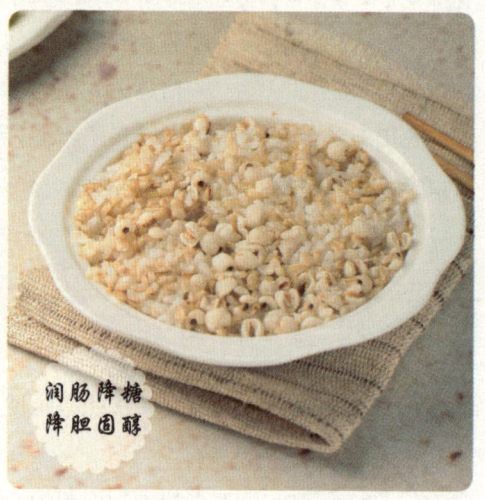

润肠降糖 降胆固醇

材料: 燕麦30克,水发大米、水发糙米、水发薏米各85克

做法: ①将大米、糙米、薏米、燕麦淘洗干净。
②把淘洗净的原料装入另一个碗中,加入适量清水,放入蒸锅中,用中火蒸30分钟,至食材熟透。
③把蒸好的糙米燕麦饭取出即可。

心肌梗死患者
宜吃食物

小麦

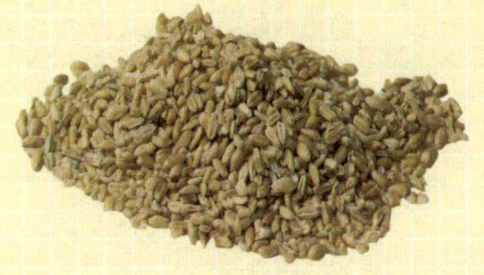

小麦性凉，味甘，归心经，含有碳水化合物、膳食纤维、蛋白质、脂肪、烟酸和多种维生素等营养成分，具有养心益肾、镇静益气、健脾生津、除热止渴的功效，非常适宜心肌梗死患者食用。

小麦玉米豆浆

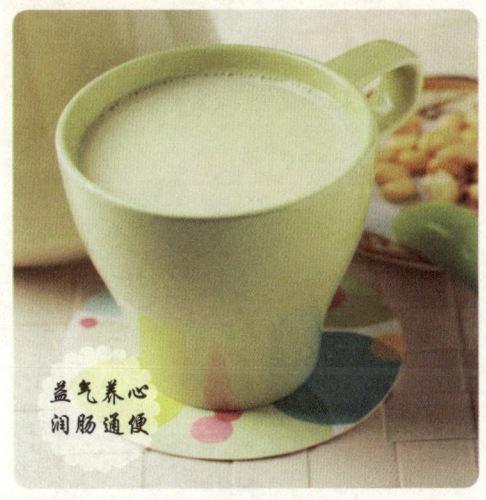

益气养心
润肠通便

材料：黄豆100克，小麦50克，鲜玉米粒100克

调料：白糖适量

做法：①将黄豆泡软，洗净；小麦和玉米粒洗净。
②将黄豆、小麦和玉米粒倒入豆浆机，加水适量，盖上豆浆机盖，选择"五谷"程序打成浆，煮沸后倒入滤网，滤取豆浆。
③倒入碗中，放入白糖，搅拌均匀至其溶化，待稍微放凉后即可饮用。

小麦红豆玉米粥

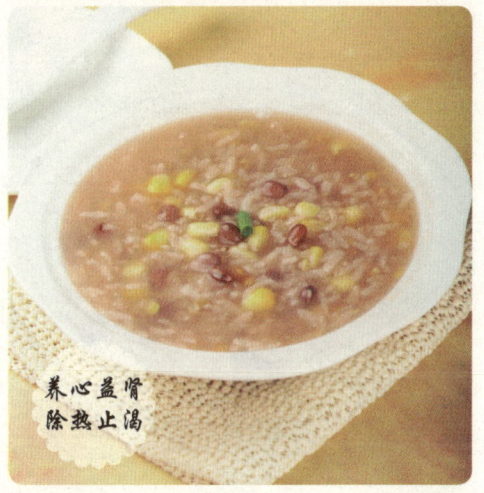

养心益肾
除热止渴

材料：水发小麦80克，水发红豆90克，水发大米130克，鲜玉米粒90克

调料：盐2克

做法：①将小麦、红豆、大米、玉米粒洗净；向砂锅中注入适量清水烧开，倒入大米。
②放入玉米、小麦、红豆，搅拌均匀。
③盖上盖子，烧开后用小火煮40分钟，至食材熟透，放入少许盐，拌匀调味。盛出装碗即可。

心肌梗死患者宜吃食物

豆腐

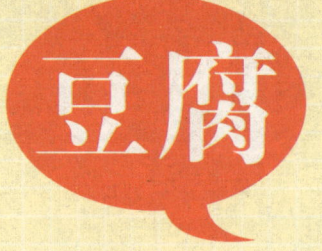

豆腐性凉、味甘、归脾、胃、大肠经，富含蛋白质以及八种人体必需的氨基酸、不饱和脂肪酸和卵磷脂，能益气宽中、生津润燥、清热解毒，豆腐中的豆固醇还能抑制人体对胆固醇的吸收，适合心肌梗死患者食用。

木耳烩豆腐

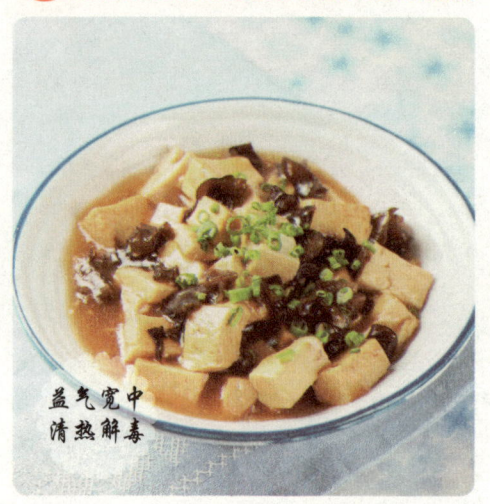

益气宽中
清热解毒

材料： 豆腐200克，木耳50克

调料： 盐3克，生抽、水淀粉、油各适量，蒜末、葱花各少许

做法： ①将豆腐洗净，切小块；木耳泡发，洗净，切小块。
②向锅中注入适量清水烧开，倒入豆腐块、木耳煮至断生，捞出。用油起锅，放入蒜末爆香，倒入木耳，加入清水、生抽、盐煮沸，放入豆腐，煮熟，倒入水淀粉勾芡，撒入葱花即可。

葫芦瓜炒豆腐

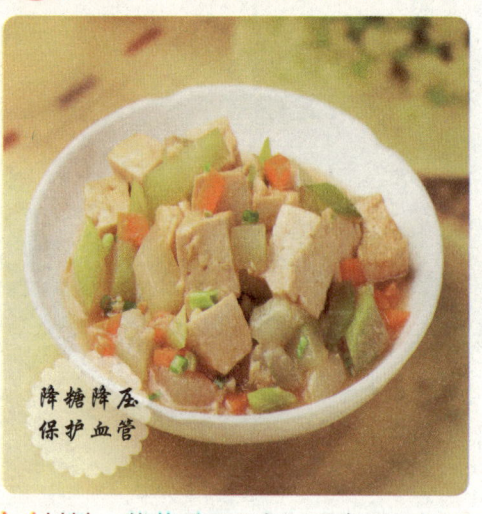

降糖降压
保护血管

材料： 葫芦瓜150克，豆腐200克，胡萝卜30克

调料： 盐、蚝油、生抽、水淀粉、食用油各适量，蒜末、葱花各少许

做法： ①将豆腐洗净，切块；胡萝卜洗净，切粒；葫芦瓜洗净，切丁，焯至断生。
②用油起锅，放蒜末爆香，放葫芦瓜、胡萝卜翻炒，加水适量，放豆腐，放盐、蚝油、生抽调味，小火焖2分钟，大火收汁，水淀粉勾芡，撒入葱花即可。

心肌梗死患者宜吃食物

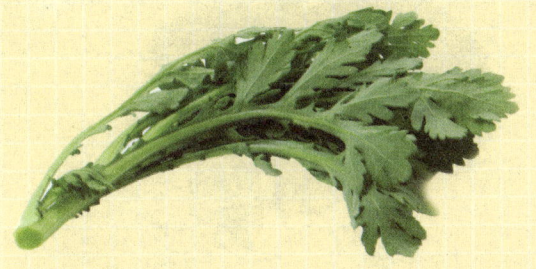
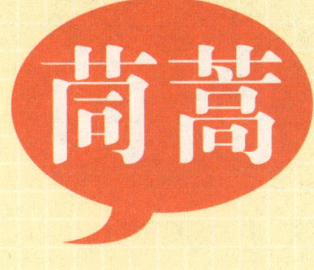

茼蒿

茼蒿性温，味甘、涩，归肝、肾经，含有维生素A、β-胡萝卜素、维生素C和多种氨基酸，具有平补肝肾、宽中理气的作用，适合心肌梗死患者食用。

茼蒿排骨粥

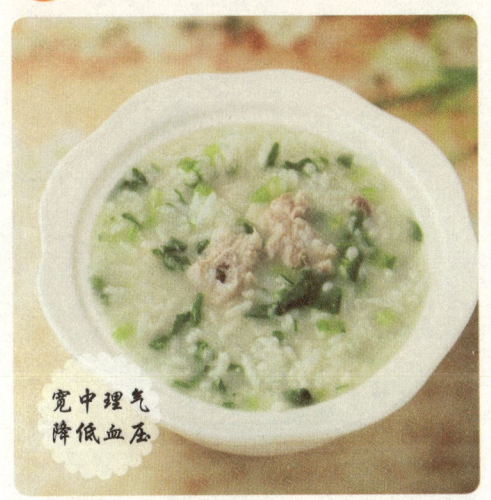

宽中理气
降低血压

材料：茼蒿80克，芹菜50克，排骨100克，水发大米150克

调料：盐2克，鸡粉2克，胡椒粉少许

做法：①芹菜洗净，切成粒；茼蒿洗净，切碎；大米洗净；排骨洗净，剁块，焯水。
②向锅中注水烧开，放入大米小火炖15分钟，再放排骨炖30分钟，加盐、鸡粉、胡椒粉调味，放茼蒿续煮至熟软即可。

茼蒿炒豆腐

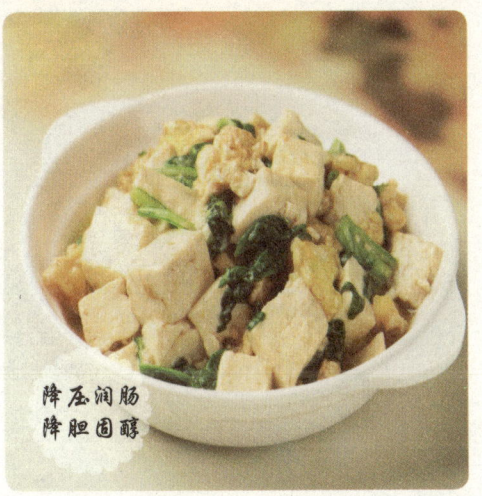

降压润肠
降胆固醇

材料：鸡蛋2个，豆腐200克，茼蒿100克

调料：盐3克，水淀粉9毫升，生抽10毫升，食用油适量，蒜末少许

做法：①鸡蛋加盐、水淀粉打散；豆腐洗净，切小方块；茼蒿洗净，切段，分别焯至断生备用。将蛋液炒熟待用。
②向锅内加油烧热，放入蒜末、茼蒿炒至熟软，放入豆腐、鸡蛋翻炒，加生抽、盐、清水，用水淀粉勾芡炒匀装盘即可。

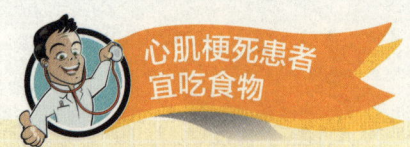

心肌梗死患者宜吃食物

扁豆

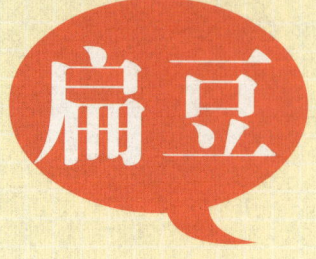

扁豆含有的B族维生素和维生素C能够增强血管弹性，防止出血，还能促进坏死心肌的愈合。其所含烟酸可以软化血管，预防血栓形成。因此，扁豆适合心肌梗死患者食用。

扁豆鸡丝

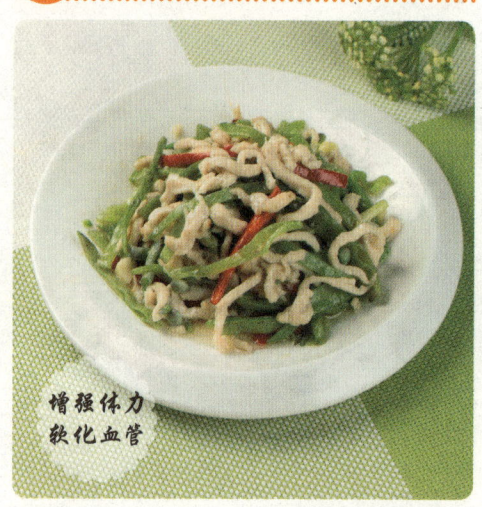

增强体力 软化血管

材料： 扁豆100克，鸡胸肉180克，红椒20克

调料： 料酒、盐、鸡粉、水淀粉、食用油、姜片、蒜末、葱段各适量

做法： ①将扁豆、红椒分别洗净，切丝，汆水；将鸡胸肉切丝，放少许盐、鸡粉、水淀粉、食用油腌渍备用。
②起油锅烧热，放入葱、姜、蒜爆香，倒入鸡肉丝炒散，淋入料酒，倒入扁豆、红椒，加盐、鸡粉调味，淋水淀粉勾芡即可。

西红柿炒扁豆

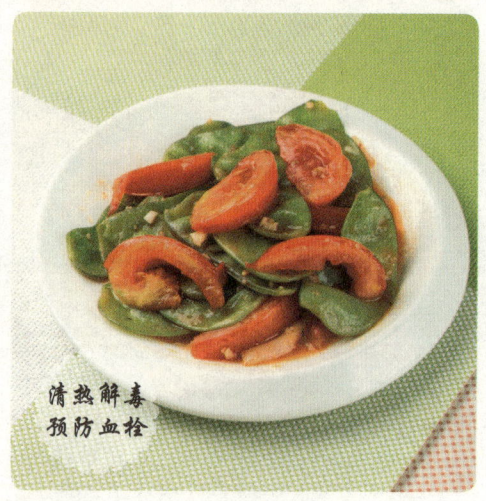

清热解毒 预防血栓

材料： 西红柿90克，扁豆100克

调料： 盐、鸡粉各2克，料酒4毫升，水淀粉、食用油各适量，蒜末、葱段各少许

做法： ①西红柿洗净，切成小块；扁豆洗净，焯煮至断生备用。
②起油锅爆香蒜末、葱段，倒入西红柿翻炒至出汁，放扁豆翻炒匀，淋入料酒，小火翻炒，加盐、鸡粉炒匀调味，大火收汁勾芡即可。

心肌梗死患者
宜吃食物

蘑菇

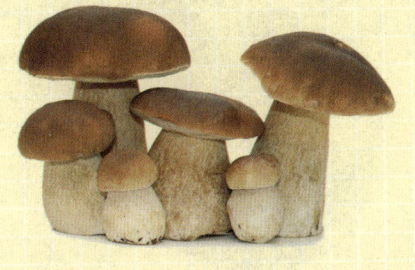

蘑菇性微寒，味甘，具有补脾益气、润燥化痰的功效，常用于治疗脾胃虚弱、食欲不振、体倦乏力、咳嗽气逆等症。蘑菇含有维生素C，能够改善血管弹性，防止出血，还能促进坏死心肌的愈合。

蘑菇炖豆腐

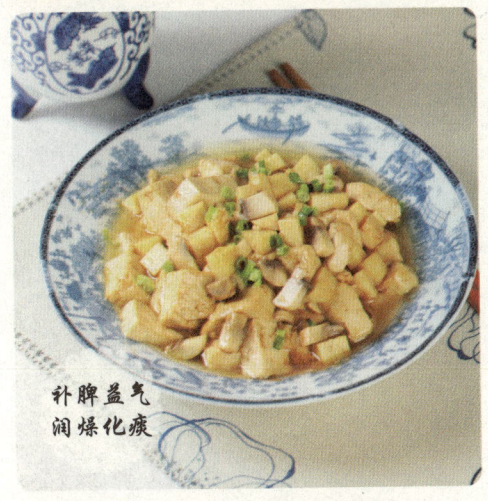

补脾益气
润燥化痰

材料：嫩豆腐500克，鲜蘑菇50克

调料：葱花、盐、鸡粉各适量

做法：①将嫩豆腐洗净，切成方的小块，用沸水焯后，捞出待用。
②把鲜蘑菇去根部洗净，放入沸水中焯1分钟，捞出，用清水漂凉，切成片。
③在砂锅内放入豆腐、鲜蘑菇片、盐和适量清水，中火烧沸后，改小火慢炖10分钟至汤汁收干，加入鸡粉，盛出后撒上葱花即可。

芦笋鲜蘑菇炒肉丝

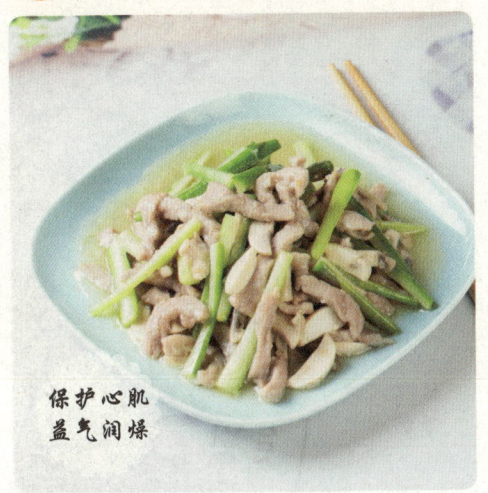

保护心肌
益气润燥

材料：猪肉100克，芦笋200克，鲜蘑菇150克

调料：盐5克，料酒3毫升，生抽2毫升，鸡粉3克

做法：①猪肉洗净，切成细丝，加料酒、盐腌10分钟至其入味，芦笋洗净，切段；蘑菇洗净，切片，分别入开水中焯煮至断生备用。
②热油锅倒入肉丝、生抽炒匀，加蘑菇和芦笋炒熟，加盐、鸡粉调味后盛出。

心肌梗死患者宜吃食物

猕猴桃

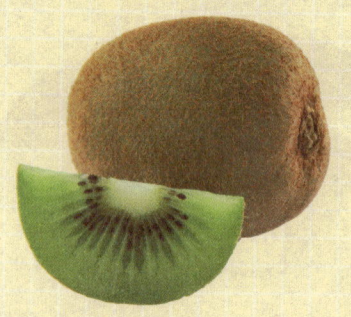

猕猴桃含有丰富的维生素C，能够改善血管弹性，防止出血，还能促进坏死心肌的愈合，适合心肌梗死患者食用。

猕猴桃银耳羹

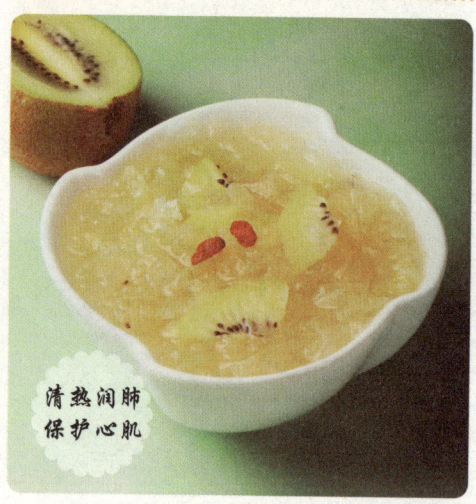

清热润肺
保护心肌

材料：猕猴桃70克，水发银耳100克

调料：冰糖20克

做法：①将泡发好的银耳洗净，去根切小块，入开水中焯煮至断生，捞出备用；猕猴桃去皮，洗净，切片备用。
②向锅中注水烧开，放入银耳，用小火煮10分钟，放入猕猴桃，拌匀，加入适量冰糖，煮至溶化。
③搅拌均匀，盛出煮好的甜汤，装入碗中即可。

猕猴桃薏仁粥

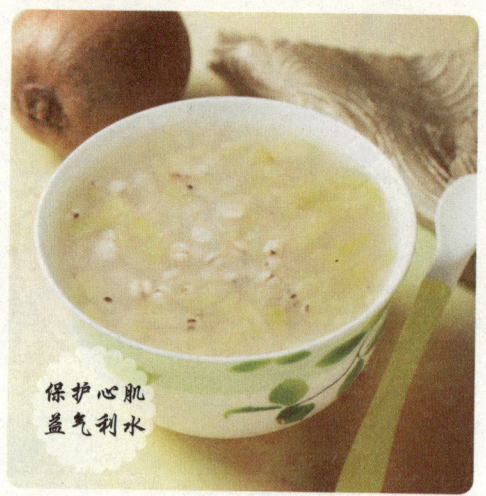

保护心肌
益气利水

材料：水发大米100克，薏米50克，猕猴桃100克

调料：冰糖适量

做法：①猕猴桃去皮，洗净，切小块。大米、薏米洗净。
②向锅中注水烧开，倒入大米和薏米，烧沸后转小火煮30分钟至米熟软。
③倒入猕猴桃，小火继续煮约10分钟至食材熟透，加入冰糖拌匀调味，转中火煮片刻至入味即可。

心肌梗死患者宜吃食物

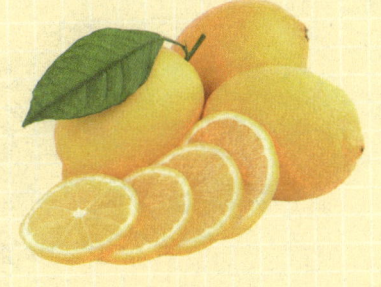

柠檬

柠檬含有丰富的维生素C和B族维生素，能够增强血管弹性，防止出血，还能促进坏死心肌的愈合，适合心肌梗死患者食用。

柠檬蜂蜜茶

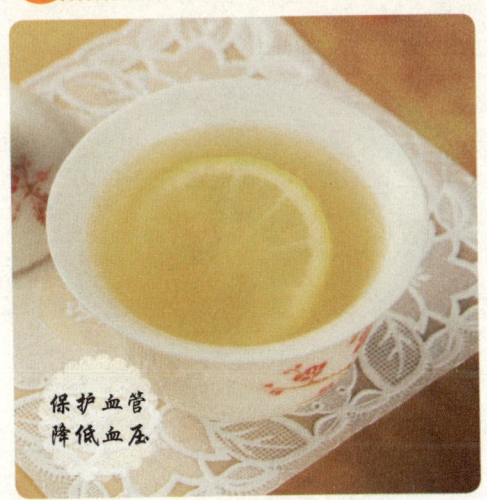

保护血管 降低血压

材料：柠檬片45克，绿茶10克，蜂蜜30毫升

做法：①向砂锅中注入适量清水烧开。②放入备好的柠檬片，加入绿茶，拌匀，煮1分钟。③把煮好的茶水盛出，滤入杯中，加入蜂蜜即可。

柠檬芹菜莴笋汁

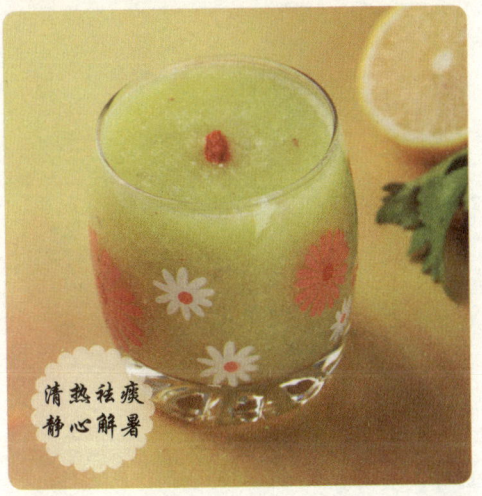

清热祛痰 静心解暑

材料：芹菜50克，莴笋90克，柠檬70克

调料：蜂蜜15毫升

做法：①将芹菜洗净，切粒；莴笋去皮，洗净，切丁，分别余烫断生备用；柠檬去皮洗净，切成小块。②取榨汁机，选择搅拌刀座组合，倒入柠檬，再加入莴笋、芹菜，注入适量矿泉水，榨取蔬果汁，加入适量蜂蜜，搅拌均匀，倒入杯中即可。

心肌梗死患者宜吃食物

猪瘦肉

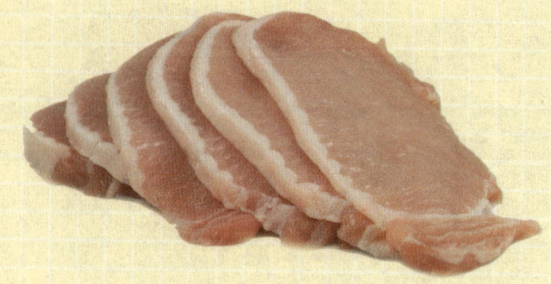

猪瘦肉是一种低脂肪、低胆固醇的食物，蛋白质含量比较高，食用猪瘦肉既不用担心会堵塞血管，又能够补充蛋白质，适合心肌梗死患者食用。

枸杞熘肉片

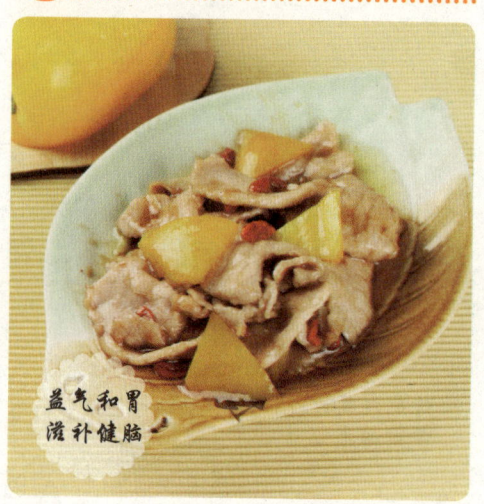

益气和胃 滋补健脑

材料： 猪瘦肉180克，彩椒40克，枸杞5克

调料： 盐、陈醋、白糖、鸡粉、水淀粉、食用油各适量，蒜末少许

做法： ①彩椒洗净，切块；猪瘦肉洗净，切片，装入碗中，加调味料腌渍入味。②向热锅注油烧热，放入肉片，炒变色，捞出，锅底留油，放入蒜爆香，倒入彩椒，炒匀，加入肉片、陈醋、白糖、盐、鸡粉、枸杞，淋水淀粉勾芡即可。

益母草红枣瘦肉汤

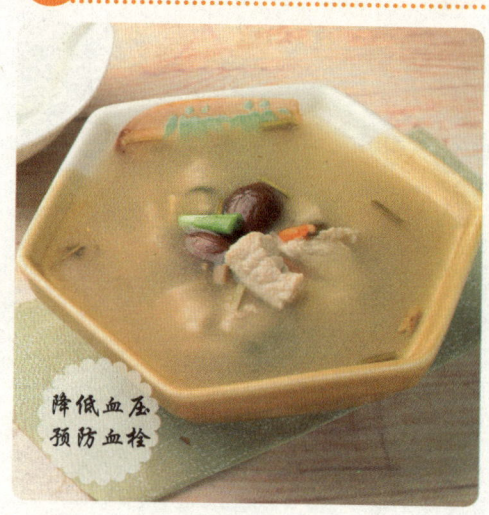

降低血压 预防血栓

材料： 益母草20克，红枣20克，枸杞10克，猪瘦肉180克

调料： 料酒8毫升，盐2克，鸡粉2克

做法： ①红枣洗净，去核；猪瘦肉洗净，切成小块备用；益母草、枸杞洗净。②向砂锅中注水烧开，放入益母草、枸杞、红枣、瘦肉块，淋入料酒，烧开后，小火煮30分钟至食材熟透，放入盐、鸡粉调味。③将煮好的汤料盛入汤碗中即可。

心肌梗死患者宜吃食物

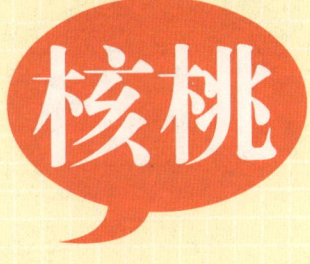

核桃

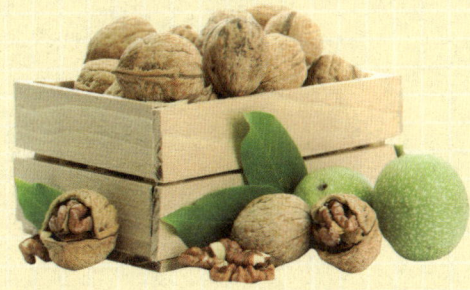

核桃富含对心脏有益的氨基酸和不饱和脂肪酸，能保护心脏，降低患心脏病的风险，对于心肌梗死有预防作用。

核桃杏仁豆浆

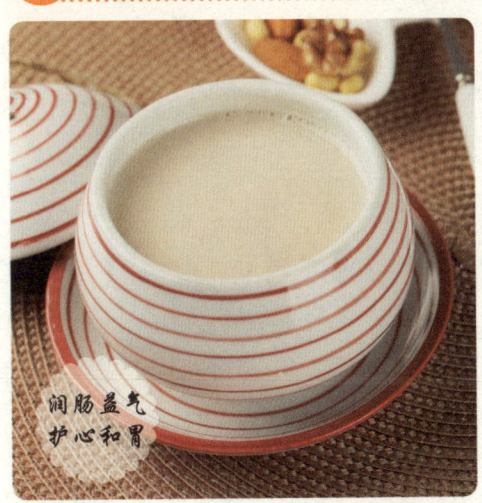

润肠益气
护心和胃

材料：黄豆100克，核桃仁30克，杏仁10克

调料：白糖适量

做法：①黄豆浸泡8小时后加清水搓洗、沥干；核桃仁和杏仁洗净。
②将黄豆、核桃仁和杏仁倒入豆浆机中，注入适量清水，至水位线即可。
③盖上豆浆机盖，选择"五谷"程序，打成豆浆，把豆浆过滤倒入碗中，放入白糖搅匀，待稍凉后即可饮用。

核桃枸杞肉丁

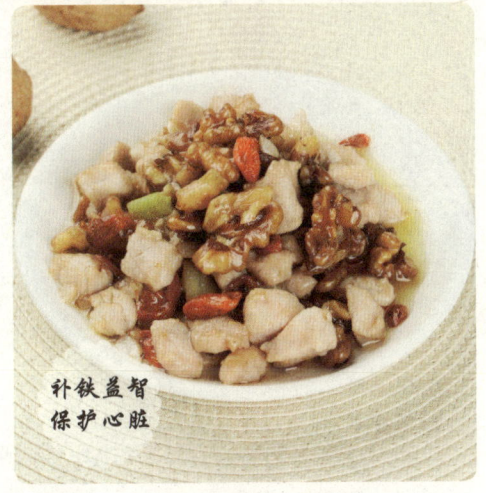

补铁益智
保护心脏

材料：核桃仁40克，猪瘦肉120克，枸杞5克

调料：盐、鸡粉、料酒、水淀粉、食用油各适量，姜片、蒜末、葱段各少许

做法：①猪瘦肉洗净，切丁，用盐、鸡粉、水淀粉、食用油腌渍；核桃仁焯煮1分钟，过凉水去除外衣沥干，炸香。
②向锅内加油烧热，爆香姜、蒜、葱，放入猪瘦肉炒散，加料酒、枸杞、盐、鸡粉、核桃仁炒匀。

心肌梗死患者宜吃食物

虾米

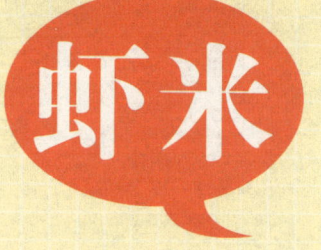

虾米中含有B族维生素、烟酸和碘。B族维生素能够维持毛细血管壁正常的渗透性，增强血管壁的弹性和韧性；烟酸可以软化血管，预防血栓的形成；碘能减少胆固醇和钙盐在血管壁上的沉积。因此，虾米适合心肌梗死患者食用。

百合虾米炒蚕豆

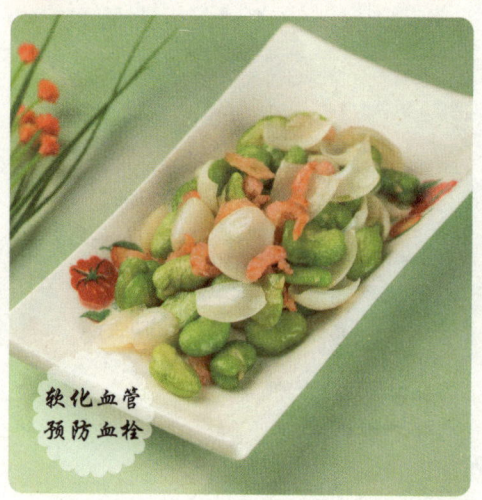

软化血管
预防血栓

材料：蚕豆100克，鲜百合50克，虾米20克

调料：盐3克，鸡粉2克，水淀粉4毫升，食用油适量

做法：①蚕豆和百合洗净，分别入开水中焯煮至断生，捞出备用。
②油锅烧热将虾米爆香，放百合、蚕豆翻炒，加入盐、鸡粉调味，倒入适量水淀粉快速翻炒，至食材入味。
③关火后盛出炒好的食材，装盘即可。

南瓜炒虾米

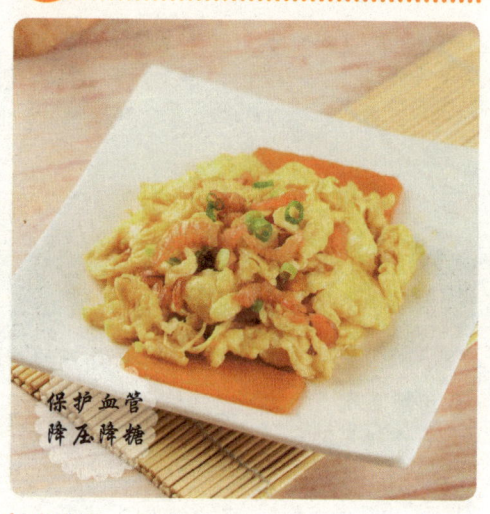

保护血管
降压降糖

材料：南瓜200克，虾米20克，鸡蛋2个

调料：盐3克，生抽2毫升，鸡粉、食用油各适量，姜片、葱花各少许

做法：①南瓜洗净，去皮，切片，焯水断生备用；鸡蛋加少许盐打散，倒入热油锅中翻炒至熟，盛出备用。
②向锅内加油烧热爆香姜片，加入虾米、南瓜、盐、鸡粉、生抽炒匀调味，倒入鸡蛋快速翻炒均匀，撒葱花即可。

心肌梗死患者宜吃食物

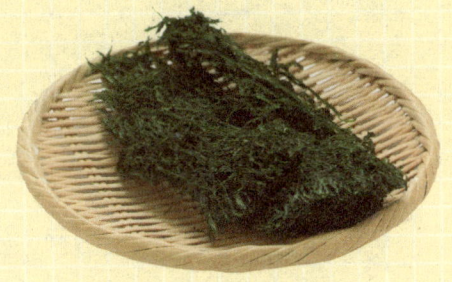
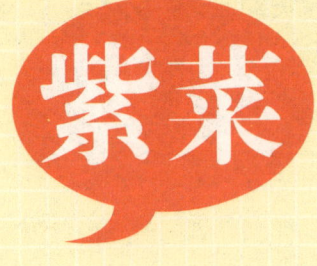

紫菜

紫菜中含有的B族维生素和维生素C能够增强血管弹性，防止出血，还能促进坏死心肌的愈合；碘可以维持甲状腺功能，并减少胆固醇和钙盐在血管壁的沉积。紫菜适合心肌梗死患者食用。

红烧紫菜豆腐

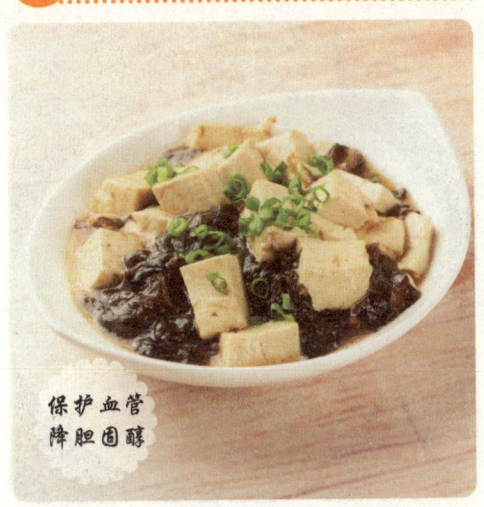

保护血管 降胆固醇

材料：水发紫菜70克，豆腐200克
调料：盐、白糖、水淀粉、香油、老抽、鸡粉、食用油各适量，葱花少许
做法：①豆腐洗净，切小块，入开水中汆煮至断生，捞出备用。
②烧热油锅，放豆腐块略炒，加适量清水，放紫菜、盐、鸡粉、老抽、白糖，加入水淀粉勾芡，淋香油炒匀即可。

紫菜莴笋鸡蛋汤

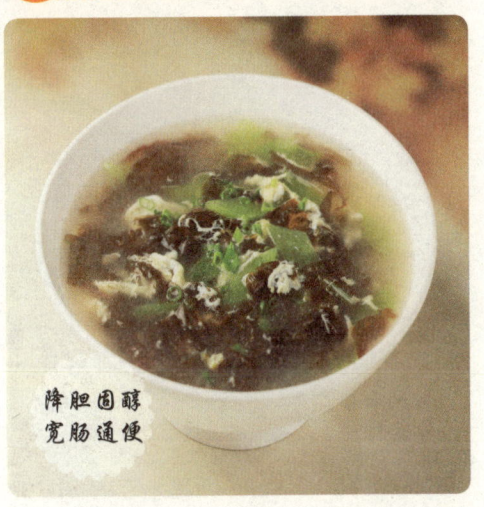

降胆固醇 宽肠通便

材料：莴笋180克，水发紫菜120克，鸡蛋50克
调料：盐、鸡粉各2克，胡椒粉、食用油各适量，葱花少许
做法：①鸡蛋搅散成蛋液待用；莴笋洗净，去皮，切片。
②向锅中注水烧开，加盐、食用油、鸡粉、莴笋片、胡椒粉，中火煮约2分钟，放入紫菜煮沸，倒入蛋液，边倒边搅拌，煮至液面浮起蛋花即可。

心肌梗死患者宜吃食物

牛奶

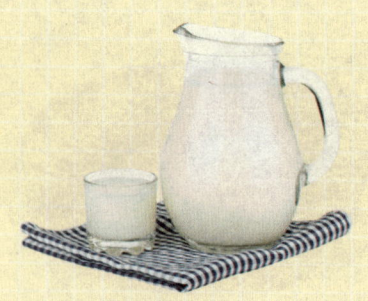

牛奶含有人体极易吸收的蛋白质和人体所需的氨基酸，是一种营养丰富的饮品。牛奶有利尿、降血压、降血脂的作用，非常适合心肌梗死患者饮用。

牛奶开心果豆浆

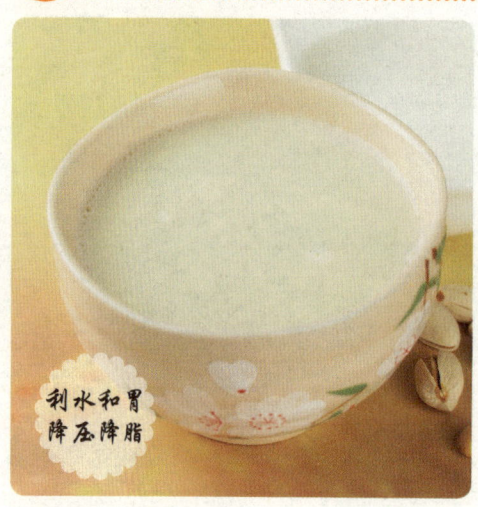

利水和胃 降压降脂

材料：黄豆100克，开心果仁20克，牛奶100毫升

调料：白糖适量

做法：①黄豆浸泡8小时，用清水搓洗净、沥干；开心果仁洗净。
②黄豆、开心果仁倒入豆浆机中，注入牛奶，加适量清水至水位线即可。
③选择程序打成豆浆，过滤后倒入碗中，放入白糖，搅拌均匀至其溶化，待稍微放凉后即可饮用。

鹌鹑蛋牛奶

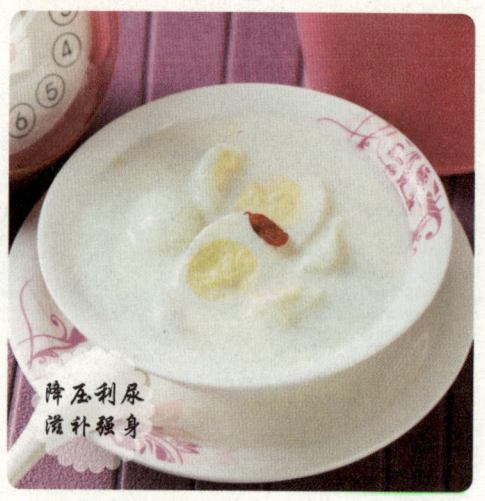

降压利尿 滋补强身

材料：鹌鹑蛋3枚，牛奶150毫升

调料：冰糖5克

做法：①鹌鹑蛋煮熟，剥壳备用。
②向砂锅中加入牛奶，放入鹌鹑蛋，小火慢炖5分钟，放入冰糖煮至溶化，盛出装入碗中即可。